手把手教你慢病管理

主 编

赵江霞·许 君

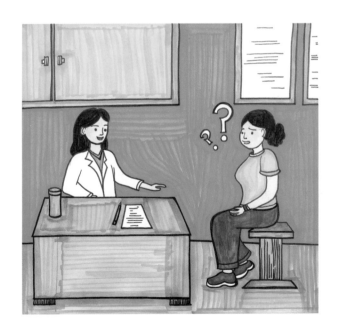

上海科学技术出版社

图书在版编目（ＣＩＰ）数据

手把手教你慢病管理 / 赵江霞，许君主编. -- 上海：
上海科学技术出版社，2024.8
ISBN 978-7-5478-6648-1

Ⅰ．①手… Ⅱ．①赵… ②许… Ⅲ．①慢性病－防治
Ⅳ．①R4

中国国家版本馆CIP数据核字(2024)第098760号

手把手教你慢病管理

主　编　赵江霞　许　君

上海世纪出版（集团）有限公司
上海科学技术出版社　出版、发行
（上海市闵行区号景路 159 弄 A 座 9F–10F）
邮政编码 201101　www.sstp.cn
常熟市华顺印刷有限公司印刷
开本 787×1092　1/16　印张 13
字数：200 千字
2024 年 8 月第 1 版　2024 年 8 月第 1 次印刷
ISBN 978-7-5478-6648-1/R·3022
定价：48.00 元

本书如有缺页、错装或坏损等严重质量问题，
请向印刷厂联系调换

内容提要

　　"让重大慢病早死亡率逐年下降"，是世界卫生组织和我国卫生健康委员会的重要目标之一。降低"早亡"率，必须"早防""早筛""早治"。当前，在对慢病的防治、管理过程中，存在重视药物治疗、忽视生活方式调整的现象，患者可获得的科普教育不足，导致疾病控制、慢病管理的效果不够理想。

　　本书针对不同慢病，通过生动案例小故事的引入，配以插画和视频（二维码），介绍各系统慢病相关的医学知识、防病治病方法、医学保健措施和健康理念，以满足大众对于慢病管理知识的需求。

　　本书适合普通人群阅读，尤其是患有慢病、需长期开展自我健康管理的人群。

编委会名单

主　编

赵江霞　许　君

副主编

朱一成　诸海军　马晓婷

编　委
（按姓氏笔画排序）

马晓婷　王　建　王　涛　王　梅　王永兵　王玲玲

田进军　冯灵美　匡大立　朱一成　朱永云　向　燕

刘亭敏　刘艳平　刘慧琴　许　君　孙丽艳　李　军

李艳霞　李晓婷　杨　娟　吴　浩　汪雁归　张　静

张剑伟　陆璟园　陈　业　陈国裕　范　群　项洪刚

赵江霞　赵晓晖　赵歆晖　施蕾婷　姚　瑶　夏圻儿

徐顺明　奚敏慧　诸海军　陶　琴　龚玲辉　常建梅

崔　彪　崔贞玉　崔丽萍　章玉兰　彭　思　董雅芬

插　画

涂甜甜

序 一

2023年9月15日，国家卫生健康委员会在疾病预防控制中心举行新闻发布会，介绍"推进医院健康促进，服务百姓健康"有关情况。在发布会上，上海市卫生健康委员会党组书记、主任闻大翔介绍了上海市推动和鼓励医务人员进行健康科普工作的主要举措。在上海，医务人员有20多万，他们是上海健康促进和健康科普的主要力量。

作为一名长期致力于健康管理的专业工作者，我深知慢病管理对于个人和社会的重要性，也深知医务人员在科普工作中的不可替代性。他们具备专业的医学知识和丰富的临床经验，能够准确地向公众传达科学的健康知识和慢病管理方法。科普工作不仅可以帮助公众建立正确的健康观念，提高其自我保健能力，还能有效预防和控制慢病的发生和发展，降低医疗成本，减轻社会负担。

去年，我阅读了浦东新区人民医院编写的《手把手教你家庭急救》，其简洁的文字、特绘的插图、精良的版式，深深吸引了我，我为这支擅于普及健康管理知识的团队感到欣慰和骄傲。此次，该团队又编写了其续篇《手把手教你慢病管理》，这是科普工作的又一项成果。本书以清晰易懂的语言、图文并茂的形式，深入浅出地介绍了慢病相关成因及预防、治疗和管理方法等，为读者提供了一本全面、实用的慢病管理科普读物。本书的出版，不仅有助于提升公众的健康素养，也有助于推动慢病管理领域的科普工作向更高水平发展。

在阅读本书的过程中，我深感作者的用心和负责，他们不仅详细介绍了慢病管理的理论知识，还结合临床案例，提供了许多实用的操作步骤和方法。这种"手把手"的教学方式，让读者能够轻松上手，真正掌握慢病管理的核心技能。

　　最后，我要感谢本书的作者团队和所有为此付出辛勤努力的医务人员，他们的专业知识和无私奉献，使得本书成为一本真正有价值的科普读物。我相信，通过本书的普及和推广，我们一定能够共同推动慢病管理领域的科普工作，取得更加显著的成效。

国家首批健康科普专家

上海交通大学健康传播发展中心主任

上海市医学会健康管理学专科分会前任主任委员

2024年3月

序 二

  党的二十大对新时代、新征程上推进健康中国建设做出了新的战略部署、赋予了新的任务使命，而"健康中国"行动的主要任务之一就是实施健康知识普及行动。健康科普承担着提高民众健康意识、提升健康素养水平、倡导健康生活方式的任务，是满足人民群众对健康美好生活的向往、构建和谐医患关系的重要途径。医务人员具备丰富的医学知识，是离患者最近的人，更了解患者的真实需求，医务人员应该成为健康科普的主力军。

  2022年，浦东新区人民医院科普团队创作了《手把手教你家庭急救》一书，作者将急救知识，包括老百姓需要掌握的处理流程，以简洁、易懂的形式呈现，满足了大众对急救知识的需求，深受广大读者喜爱。此次，该团队又推出其姊妹篇，可谓让人眼前一亮。作为健康管理领域的研究者与实践者，我很高兴看到《手把手教你慢病管理》的出版。

  慢病，作为当代社会越来越普遍的健康挑战，需要我们以更加专业、科学的态度去面对。本书的出现，正是为了满足这一迫切需求。它不仅为大众提供了慢病管理的实用指南，更为健康管理领域注入了新的活力与思考。从预防到控制，从生活方式的调整到心理调适，本书都为老百姓提供了宝贵的建议和方法。

  慢病管理不仅仅是医学问题，更是一个涉及生活方式、心理状态、社会环境等多方面的复杂问题。我非常赞赏本书在内容上的深度和广度，它真正做到了"手把手"教你如何全面、科学地管理慢病。

  在阅读本书的过程中，广大读者一定会发现它不仅仅是医学知识的传输，更是一本实用的操作手册，能帮助读者真正掌握慢病管理的核心知识和技能。

　　我相信，本书将会成为广大读者慢病管理路上的得力助手，也将会成为健康管理领域的一部重要作品。无论是对已经患有慢病的朋友，还是对希望预防慢病的朋友，这本书都会提供灵活有益的指导。

上海健康医学院前任院长

上海市医学会健康管理学专科分会主任委员

2024年3月

序 三

　　医疗健康科普旨在向公众传递科学、准确和可靠的健康知识，帮助人们更好地了解自己的健康状况并进行健康管理。普及健康知识是提高全民健康水平的有效措施，也是国家健康战略的重要组成部分。医院是守护人民健康的主阵地，承担着疾病预防、诊断、治疗、康复，以及健康教育等工作，在健康促进领域发挥着不可或缺的作用。

　　健康科普不只局限于健康知识，还包括健康生活理念、健康价值观，引导公众树立正确健康观，形成健康的生活方式。好的科普内容创作出来后，让大众看到并真正能用得上，是科普传播闭环的重要环节。为了让晦涩难懂的医学知识飞入寻常百姓家，浦东新区人民医院医务工作者不断创新科普方式，推出了一系列好看、好玩，人民群众喜闻乐见的医学科普作品。在国家重点研发计划项目（2022YFC3600901）的支持下，医院团队进一步优化慢病健康知识体系，编写了这本《手把手教你慢病管理》，引导群众合理膳食、适量运动、戒烟限酒、平稳心态，帮助群众了解并掌握有关慢病预防、及时就医、合理用药、健康饮食等维护健康的知识与技能，努力实现早发现、早治疗、早康复的慢病管理目标。

　　我相信，本书的出版，将会对慢病管理领域产生积极的影响，它将帮助更多的人了解慢病、认识慢病，从而更好地管理和控制慢病，提高生活质量。

　　最后，我要感谢作者们的辛勤付出和卓越贡献，为我们带来了这样一部优秀的作品。我也期待更多的读者能够从中受益，共同为健康的生活而努力。

复旦大学公共卫生学院党委书记

上海市医学会健康管理学专科分会候任主任委员

2024 年 3 月

前　言

　　《"健康中国2030"规划纲要》提出，没有全民健康，就没有全面小康。现代医学模式从以治病为中心转向以健康为中心，这指引了医务人员的工作方向，明确了工作职责。医学科普是医务人员的分内事，是其职业责任。近年来，浦东新区人民医院对健康促进工作尤其是推动健康科普工作的高质量发展，越来越重视。2017年，浦东新区人民医院统筹规划并努力创建科普品牌"急与疾"，围绕家庭急救科普的传播开展了各类作品的创作活动。2021年，上海市卫生健康系统科普品牌"健康科普'三部曲'（急与疾—慢与管—康与养）"应运而生，立足开展项目化、科学化、统筹化管理和建设，创作出科普短视频、舞台剧等涵盖急救、慢病、康养全生命周期的健康科普作品。

　　2022年，医院科普团队拿起了笔，将一些常见的家庭急救知识记录下来，配以大量流程图、漫画，编写了《手把手教你家庭急救》。编写团队将继续出版聚焦"慢与管""康与养"主题编写科普图书，为广大读者提供全生命周期的健康管理科普知识。

　　本书是《手把手教你家庭急救》的姊妹篇，每个专题都通过一个科普小故事引出主题，并列出要点和重点，介绍各系统慢病管理知识。值得一提的是，本书还包括超声、药物和饮食篇，通过通俗的语言、形象传神的插画及生动的科普视频（扫二维码观看），让广大读者更方便地学习相关科普知识。

　　本书适合普通人群阅读，尤其是家中有老年人和慢病患者的人群，亦可作为广大医务人员、科普爱好者的参考图书。

　　本书的出版得到了国家自然科学基金项目（编号82302231）的资助。同时，感谢上海市科学技术委员会和浦东新区经济委员会的大力支持。

编　者

2024年3月

目 录

慢病管理关键词索引

第一篇

神经系统篇

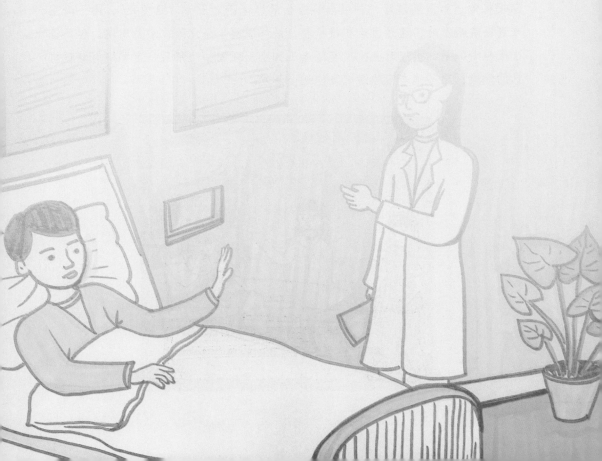

1 "脑梗"发病诱因多，早期预防有效果

关键词：脑梗死　病因　预防

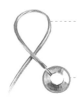 小故事

　　"医生，我爸爸平时身体很好的，今天坐在沙发上看电视时突然嘴巴歪了，讲话不清楚了，右边手脚也不灵活了。"小王在家发现父亲老王突发这些情况，急忙将他送到医院急诊，神经内科医生最终诊断老王为"脑梗死"。由于老王来到医院很及时，通过医生积极抢救，最终脱离生命危险，康复出院。但是让小王担心的是，出院时医生反复跟老王和小王强调，回家后一定要好好管理自己的健康，要不然老王的病有可能还会复发。

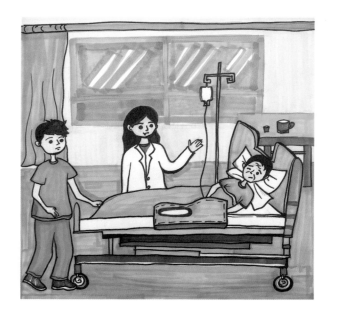

脑梗死（脑卒中）是脑血管的血流减少或者中断导致脑细胞缺血缺氧坏死，也就是通常说的"血管堵了"。然而，血管堵的这个过程其实不是一天两天导致的，它是一个慢性过程。在病因和危险因素未得到控制的情况下，颅脑的血管最开始是内膜慢慢增厚，然后内膜斑块形成，之后内膜斑块继续增厚，导致血管狭窄，如果动脉斑块不稳定，从血管壁上掉下来一块，那就可能随着血流漂到远端血管的分支，堵塞分支血管。这个过程是缓慢的，不易被察觉的，所以才会有故事里小王认为爸爸平时身体很好的假象，才会出现医生交代出院以后需要细心管理以防复发的情景。

❓ 脑梗死的病因有哪些

脑梗死按照其病因可分为5种：大动脉粥样硬化性、心源性、小血管性、其他原因所致者、不明原因性。特别要提醒大家的是，占比最大的是前两种，即大动脉粥样硬化性和心源性脑梗死。

大动脉粥样硬化性脑梗死其实就是动脉血管长斑块了，以下十余种危险因素需要注意：吸烟、饮酒、高血压病、糖尿病、高脂血症、肥胖、高盐饮食、缺乏锻炼、作息不规律、高同型半胱氨酸血症、高尿酸血症。

心源性脑梗死其实就是由心脏原因引起的，最常见的是心房颤动（简称"房颤"）。另外，其他类型的心律失常、二尖瓣狭窄、修复性瓣膜、感染性心内膜炎、卵圆孔未闭、心脏黏液瘤也是常见影响因素。

❓ 脑梗死发生后我们应该了解哪些流程

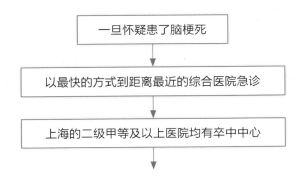

一旦怀疑患了脑梗死
↓
以最快的方式到距离最近的综合医院急诊
↓
上海的二级甲等及以上医院均有卒中中心
↓

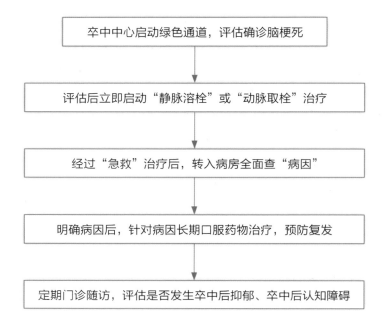

卒中中心启动绿色通道，评估确诊脑梗死

评估后立即启动"静脉溶栓"或"动脉取栓"治疗

经过"急救"治疗后，转入病房全面查"病因"

明确病因后，针对病因长期口服药物治疗，预防复发

定期门诊随访，评估是否发生卒中后抑郁、卒中后认知障碍

❓ 脑梗死后如何有效预防复发

脑梗死后有效预防复发，控制病因非常重要。

- 如果病因是大动脉粥样硬化引起的脑梗死，那需要终身服用两大类药物：一类是抗血小板聚集的药物（如阿司匹林、氯吡格雷），另一类是稳定斑块的药物（如阿托伐他汀、瑞舒伐他汀、普伐他汀等）。除此以外，需要低盐低脂饮食，有效控制血压、血糖、血脂、同型半胱氨酸、尿酸，并积极运动、控制体重等。

- 如果病因是心源性的，比如房颤导致的，那需要终身服用两大类药物：一类是抗凝药物（如华法林、达比加群、利伐沙班、艾多沙班），另一类是稳定斑块的药物（如阿托伐他汀、瑞舒伐他汀、普伐他汀等）。

Tips

（1）如果还没有发生脑梗死，应积极检查病因里相关的危险因素，早期发现危险因素，长期管理好危险因素非常重要。

（2）脑梗死患者需要做的检查有头颅计算机体层成像（CT）、主动脉弓上计算机体层成像血管造影术（CTA）、头颅磁共振（MRI），这都非常重要，并不是重复检查。

（3）主动脉弓上CTA检查结果提示颅脑大动脉狭窄的，还需DSA检查，经评估再发脑梗死风险非常高的，需要介入放支架治疗。

（4）我们会发现，脑梗死患者住院检查，有的检查项目表面上看与脑梗死无关，其实非常必要，例如医生开具心脏超声等检查是为了排除心脏原因。

（杨　娟）

2 翻来翻去失眠苦，睡眠管理方法多

关键词：失眠　安眠药

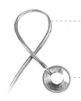 **小故事**

　　患者小玉："医生，我长期失眠，最近总是整晚睡不着，每天晚上眼睛瞪得像铜铃，翻来翻去到天明。白天精神不好，头昏昏沉沉，人很疲乏，注意力不集中，工作上老是出差错。以前一直不敢吃药，最近实在熬不住了，给我开点安眠药吧。"还没等医生开口，陪小玉来就诊的朋友就打断她："安眠药怎么能吃，一吃就上瘾的，坚决不能吃安眠药。"

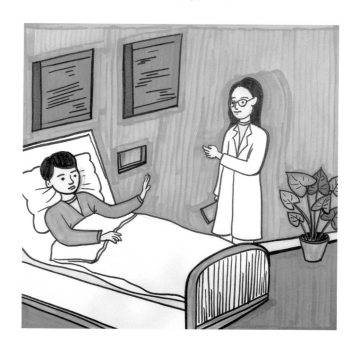

失眠是怎么回事，安眠药能吃吗？今天我们就一起来了解一下。

什么是失眠

出现以下这些情况可考虑自己失眠了：躺下睡觉30分钟仍不能入睡；一晚上醒来次数≥2次；比自己平时醒来的时间提前；睡眠质量下降，比如多梦、噩梦连连；总睡眠时间减少（<6.5小时）；睡眠后不能恢复精力；出现日间功能障碍（疲劳、情绪低落、躯体不适、认知障碍）。

失眠对身体有哪些影响

失眠影响脑功能的发育，尤其是对青少年，影响脑的能量恢复及记忆的巩固，影响机体生长和加速衰老，导致免疫功能低下，严重的失眠还与认知功能障碍和心脑血管疾病发生有关。

失眠的原因有哪些

经常有患者不理解怎么会失眠。失眠的原因很多，有的是精神疾病，比如长期压力过大，存在潜在的焦虑或者抑郁；有的是躯体疾病，比如脑梗死的患者、帕金森病患者等都会伴有失眠症状；也有的是服用某些药物；还有的是存在呼吸系统的疾病，比如严重的打鼾，又叫"睡眠呼吸暂停综合征"；还有一些人睡觉时腿强烈的不舒服，需要不停地动腿来缓解这种不舒服感，甚至要起床走动才能再次上床睡觉，医学上叫"不宁腿综合征"。

失眠的治疗有哪些

失眠由很多原因导致，所以不能像小玉所说简单地开点安眠药就好了，也不能像小玉朋友说的坚决不能吃安眠药。首先需要到医院就诊，排除一些躯体疾病导致的失眠以及是否长期服用药物导致的失眠。之后，根据不同人群选择不同类型的安眠药。大家很担心服用安眠药会出现药物依赖，在这里请大家放心，短期的、间断的服用安眠药是安全的。除了安眠药以外，对于长期失眠的患者，医生询问病史经过判断后，还会同时给予抗焦虑抗抑郁的药物治疗。有的患者看到抗焦虑抗抑郁的药物就心存疑惑："医生，我很开朗的，没有焦虑症，我就是失眠。"但是，很多失眠患者实际上是存在潜在的焦虑和抑郁的，虽然没有情绪的低落，仔细一问就会发现，有的患者还有头昏、头胀、心悸、腹胀不适等症状，并且这些躯体不适在专科就诊检查都没有大问题。其实，这些身体的不舒服被医学上称为躯体化障碍，与失眠同在，这就是我们讲的潜在的焦虑和抑郁。

Tips

（1）失眠患者需要规律作息。

（2）营造舒适的睡眠环境：卧室温度适宜、通风良好、保持安静。

（3）睡前避免大量进食（尤其是辛辣、高脂肪、高糖、茶、咖啡、酒）、剧烈运动、过度思考复杂工作或问题、使用电子产品。

（4）上床后不要在床上看手机、电视或者看书等活动。

（5）白天午睡时间建议不超过1小时。

（刘慧琴　杨　娟）

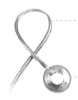

3 走路缓慢身体僵，帕金森病别遗漏

关键词：帕金森　手抖　震颤

📖 小故事

"医生，我父亲最近一年走路慢，转身慢，说话时语音低沉，肢体抖动、笨拙，有人说他是帕金森病，但是他手不抖啊，所以今天来看看到底是不是帕金森病。"张女士带着老张走入神经内科帕金森病专病诊室，疑惑地问道。

医生告诉张女士，帕金森病患者不是都有手抖的，老张最终被诊断为"帕金森病"。张女士对其父亲仍充满担忧：父亲为什么会得帕金森病？帕金森病能治愈吗……

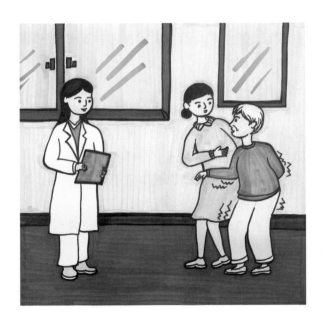

为什么会得帕金森病

帕金森病特征性运动症状为运动迟缓、肌强直、伴或不伴震颤（就是老百姓所说的手抖），除此之外还会伴有非运动症状，包括便秘、嗅觉障碍、睡眠障碍、自主神经功能障碍及精神、认知障碍等。

帕金森病的病因相对复杂，目前认为与遗传、神经系统老化、环境等因素有关。随着年龄增加，人体自然老化，出现神经退行性改变。此外，接触有毒物质，如某些农药，也可能诱发帕金森病。年轻人也会患帕金森病，发病年龄小于40岁的通常是基因突变导致的。

帕金森病如何治疗

帕金森病的治疗包括药物治疗、手术治疗、运动治疗、心理疏导及照料护理。药物治疗是基础治疗方式，且是整个治疗过程中的主要治疗方式。手术治疗（就是老百姓所说的安装脑起搏器），医学上称为DBS治疗。手术治疗的患者仍然需要继续服用一些药物，并不是手术治疗后就不用服药了。目前的治疗都不能治愈帕金森病，但可以改善症状，延缓加重。

帕金森病的自测有哪些

如果怀疑自己或家人患上帕金森病，可以回答下面9个问题：

- 您从椅子上起立有困难吗？
- 您写的字和以前相比是不是变小了？
- 有没有人说您的声音和以前相比变小了？
- 您走路容易跌倒吗？
- 有时您的脚是不是突然像粘在地上一样抬不起来？
- 您的面部表情是不是没有以前那么丰富了？
- 您的胳膊或者腿紧张时常有颤抖吗？
- 您自己系扣子或者系鞋带时感觉笨拙、不灵活吗？
- 您走路时是不是脚迈小碎步向前冲？

以上每个问题计1分，如果超过3分要提高警惕，及时就医。

Tips

（1）帕金森病虽然无法治愈，但只要早诊断、早治疗，能有效缓解症状，维持患者的生活质量。

（2）鼓励患者参加社交活动，克服自卑心理，让患者做一些力所能及的家务活儿，增加运动锻炼。

（3）服用药物要按时、规律，不可自行停药或换药。

（4）治疗帕金森病的药物需要根据病情变化不断调整，所以患者一定要详细记录用药日记以及症状变化的时间和特点。

（李艳霞　赵晓晖）

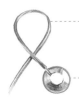

4 忘这忘那需警惕，老年失智来侵袭

关键词：痴呆　阿尔茨海默病　预防

📖 小故事

　　张阿姨两年前开始总是忘事，经常想不起东西放在哪里，还爱把钱藏起来，找不到就说是被子女偷了，发起脾气来总是乱摔东西。家人都觉得她经常忘事是年纪大了的正常现象，直到病情越来越重，发展到出门迷路，家人才意识到问题的严重性，将其送到医院，最终张阿姨被确诊为阿尔茨海默病。

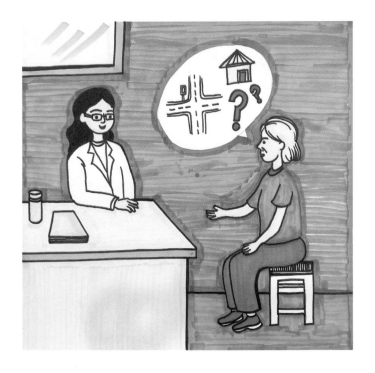

痴呆和阿尔茨海默病（AD）是一回事吗

两者不完全一样。阿尔茨海默病是痴呆的一种，占所有痴呆病例的60%~80%。其他类型痴呆包括额颞叶痴呆、血管性痴呆、混合性痴呆、路易体痴呆等。

阿尔茨海默病的早期征兆有哪些

- 记忆损害（主要以近期为主）：刚刚发生的事或说过的话"扭头就忘"，忘记约定好的事情、时间，反复、多次地讲同一件事或询问同一个问题等。
- 语言障碍：找词和命名困难，常常忘记简单的单词或常用词，叫不出熟人、同事或自己所熟悉物品的名字。
- 时间、地点、人物定向障碍：不知道今天是几号、星期几，外出后找不到自己的家（迷路）。
- 计算力、判断力减退：算账、理财困难；判断能力受损，不考虑天气变化的着装，比如夏天穿多层衣物，冬天穿很薄的衣服。
- 情绪和行为变化：淡漠或易激动，经常焦虑不安，情绪反复无常，抑郁、孤僻、固执、自私等。缺乏对生活的兴趣和工作的积极性；难以完成熟悉的工作；把物体放错地方或放到奇怪的地方。
- 日常生活能力受损：忘记怎样做非常简单的日常活动，完成日常家务变得困难。

为什么会得阿尔茨海默病

截至目前，还没有找到明确的病因和发病机制。只是根据临床研究，发现了下面这些相关的高风险因素：遗传、年龄、血管性因素、营养状况、吸烟饮酒、教育程度等。

阿尔茨海默病的治疗和预防措施有哪些

早诊断早治疗才能最大限度地延缓病程的发展，患者生活质量才能提高，如果到了痴呆阶段药物疗效则不佳。所以预防很重要。

- 控制血压、血糖、血脂。
- 多用脑、勤用脑：可以读书看报、回忆老照片等，或者进行棋、牌填字游戏等益智游戏。
- 适当参加有氧锻炼或活动。
- 戒烟、戒酒，推荐地中海饮食（以蔬菜水果、鱼类、五谷杂粮、豆类和橄榄油为主的饮食风格）。
- 保证睡眠。
- 鼓励患者多参加社会活动，与其他人进行交流和沟通。
- 及时治疗失眠、焦虑、抑郁等精神心理问题。

Tips

（1）老年痴呆不是自然衰老，它是一种疾病。

（2）可以通过调整生活方式、均衡饮食、勤用脑、增加有氧运动等方式，预防老年痴呆。

（3）老年痴呆不是完全无药可医，关键是要早诊断、早治疗，延缓疾病发展。

（4）有记忆减退等主诉者，无论年龄是否在65岁以下，都应每半年进行一次记忆检查。

（王玲玲   杨   娟）

第二篇

内分泌系统篇

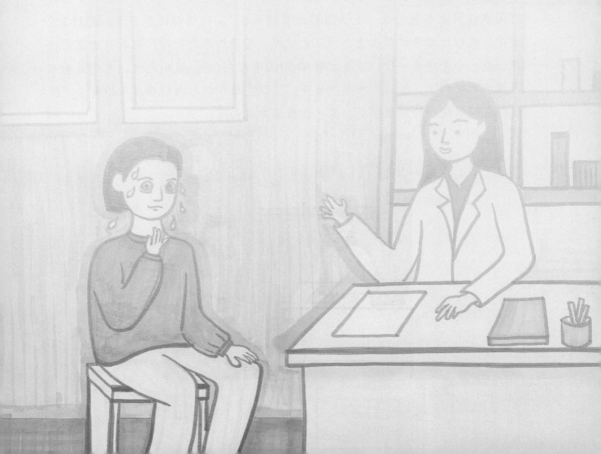

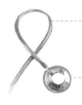

5 甜甜蜜蜜血糖高，如何控制得知晓

关键词：糖尿病　降糖

 小故事

在门诊的时候，遇到我们的一位老朋友杨阿姨，5年前被诊断为2型糖尿病患者，最近碰到了一些烦心事："医生，我最近的血糖又不好了，我已经很严格控制饮食了，我基本上都不吃主食，每天晚上也很规律地跳广场舞，前段时间我在网上看到什么'七天治疗远离糖尿病'，我就尝试了一下，经过7天治疗后我的血糖果然很正常，所以我就停了您给的降糖药物，但是我有监测血糖，我一个礼拜测一次，空腹血糖都在6.0毫摩尔/升。最近几天，我感觉看东西越来越模糊了，所以我来医院检查，发现空腹和餐后血糖都越来越高了。医生我都按照这些好好治疗了，怎么血糖还是这么高？"

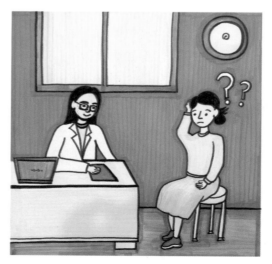

我们就杨阿姨所谓的"严格控制饮食，规律运动，勤恳好学，密切监测血糖，按时用药"的降糖方法给各位糖友谈谈，甜甜蜜蜜血糖高，如何做才能达到真正意义上的合理降糖。

❓ 什么是糖尿病

糖尿病是一组因胰岛素绝对或相对分泌不足和（或）胰岛素利用障碍引起的碳水化合物、蛋白质、脂肪代谢紊乱性疾病，以高血糖为主要标志。糖尿病的类型主要有四大类，但90%以上的糖尿病人群是2型糖尿病患者。

❓ 2型糖尿病治疗的"五驾马车"是什么

2型糖尿病治疗的总原则概括为"五驾马车"，主要包括：糖尿病健康教育、医学营养治疗、运动治疗、自我监测、糖尿病的药物治疗。

- 糖尿病健康教育：是重要的基础管理措施，是决定糖尿病管理成败的关键。每位糖尿病患者均应接受全面糖尿病教育，充分认识糖尿病并掌握自我管理技能。做到"战略上藐视，战术上重视"。
- 医学营养治疗：是糖尿病基础管理措施，是综合管理的重要组成部分。总的原则是控制总能量摄入，合理、均衡地分配各种营养物质，规律饮食，定时定量，恢复并维持理想体重。①脂肪：膳食中由脂肪提供的能量不超过饮食总能量的30%。②碳水化合物：膳食中碳水化合物所提供的能量应占总能量的50%~55%。③蛋白质：肾功能正常的糖尿病个体，推荐蛋白质的摄入量占供能的15%~20%，并保证优质蛋白占总蛋白的一半以上。④膳食纤维：豆类、富含纤维的谷物类；水果、蔬菜和全麦食物均为膳食纤维的良好来源；推荐的膳食纤维每日摄入量，即14克/千卡。⑤盐：食盐摄入量限制在每天5克以内，高血压患者更应严格限制摄入量。⑥烟酒：不推荐糖尿病患者吸烟饮酒。
  牢记吃饭顺序应为先吃蔬菜，再吃肉，最后吃主食！
- 运动治疗：在糖尿病患者的管理中占重要地位，尤其对肥胖的2型糖尿病患者，运动可增加胰岛素敏感性，有助于控制血糖和体重。

糖尿病患者的运动应以中等强度、有氧运动为主，要遵循一、三、五、七的运动口诀。

一是指运动的时间，以第一口饭开始计算，在一小时后进行运动最好。

三是指每次运动的时间至少30分钟。

五是指每周至少运动5次。

七是指运动强度计算方法，运动中最大脉率不超过170减去年龄。

- 自我监测：糖尿病患者血糖控制目标：空腹4.4~7.0毫摩尔/升；餐后2小时≤10毫摩尔/升；糖化血红蛋白<7.0%。监测频次，采用生活方式干预控制糖尿病的，患者根据需要每周2~3次监测空腹和餐后2小时血糖；使用口服降糖药者，可每周监测2~4次空腹或餐后2小时血糖；使用胰岛素治疗者，应每天监测空腹血糖，根据空腹血糖调整睡前胰岛素的剂量。血糖监测要紧遵以下口诀：血糖监测要及时，稀里糊涂不应当，调整方案要数据，不测血糖是白忙。

- 糖尿病的药物治疗：包括口服药物和注射制剂两大类。关于具体药物的使用及方法可以求助内分泌科医生的帮助。服药谨记：定时定量不漏服，如需调整寻帮助！

Tips

　加强糖尿病疾病的认识，合理饮食，辅以运动和药物，定期进行血糖监测，驾驶好这"五驾马车"，就能有效防止或减少糖尿病并发症的发生，最终达到延长寿命，提高生活质量的目标，享受健康人生。

（陶　琴）

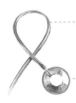

6 莫要恐慌胰岛素，正确认识有必要

关键词：胰岛素　糖尿病

📖 小故事

门诊来了位患者刘女士："医生啊，我糖尿病十几年了，现在已经吃五种药了，今天早上起来测的空腹血糖还有 16 啊，怎么血糖还降不下来啊！"

崔医生："啥情况啊，一直都是口服药物治疗的吗，有没有用过胰岛素啊？"

刘女士："哎呀，崔医生，我可不要用胰岛素，那个是激素，用了会有很大副作用的，而且会有瘾的，用了就要用一辈子的呀，我害怕呀！"

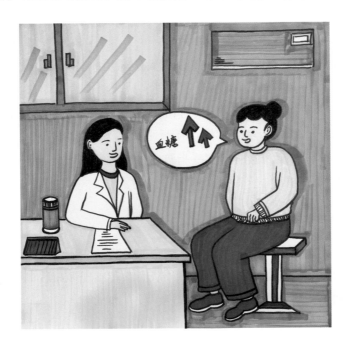

像刘女士一样的患者还有很多，宁愿用四五种口服药，在血糖控制不佳的情况下仍然拒绝使用胰岛素，他们认为胰岛素是激素，用了会有副作用，且以后会产生依赖性，需要终生用胰岛素治疗。相信很多糖友曾经都有过这样的疑问，胰岛素究竟是什么？到底会不会有副作用呢？那么，今天我们就来全面地认识一下胰岛素。

❓ 胰岛素从何而来

胰岛素是由胰腺细胞分泌的一种降血糖的激素，也是我们身体里唯一的降血糖激素。在人体的胃后方躺着一个长条形的器官——胰腺，胰腺分为外分泌部和内分泌部两部分。外分泌腺由腺泡和腺管组成，腺泡分泌胰液，腺管是胰液排出的通道。胰液中含有碳酸氢钠、胰蛋白酶原、脂肪酶、淀粉酶等，如果血液中脂肪酶、淀粉酶增高，提示出现胰腺炎。胰液通过胰腺管排入十二指肠，消化蛋白质、脂肪等物质。内分泌腺由大小不同的细胞团组成，其中最重要的两兄弟：

- α细胞——制造可以升高血糖的"胰高血糖素"。
- β细胞——制造人体内唯一的降血糖激素"胰岛素"。

❓ 胰岛素在身体里面发挥什么作用

胰岛素在身体里就像一把钥匙，能够解锁通道，打开"门"（细胞膜上的葡萄糖通道），使葡萄糖从血液中（细胞外）进入细胞内，给细胞提供工作的能量，同时减少了血液中的葡萄糖（降低血糖）。当细胞有足够的能量供给，剩下的葡萄糖就会转化为糖原，储存在肝脏、肌肉中（肝糖原、肌糖原），多余的葡萄糖在肝脏转化为脂肪，这些脂肪通过血液运输到全身储存，而这都需要胰岛素的帮忙。

❓ 胰岛素缺乏有什么危害

如果胰腺无法产生足够的胰岛素，就会使葡萄糖在血液中堆积，导致血糖升高，血液中过多的葡萄糖从尿中排泄，从而患者出现多尿、口干的症状甚至脱水，脂肪和蛋白质合成减少，体重减轻、没有力气等。

❓ 糖友身体里的胰岛素发生了什么变化

糖友血糖升高的最主要因素，是由于病变的胰腺没法产生足够的胰岛素，导致"门"打不开，葡萄糖堆积在血液中，导致血糖升高，血液中过多的葡萄糖从尿中排出，排尿增加，口干，甚至脱水，脂肪、蛋白质合成减少，体重减轻以及没有力气等。

❓ 什么是胰岛素抵抗，胰岛素抵抗为什么会让人变胖

正常情况下，胰岛素分泌信号，葡萄糖进入细胞被利用，使血糖下降，而胰岛素抵抗时，葡萄糖难以进入细胞，血糖升高，但又要降低血糖，需要分泌更多的胰岛素，因此，胰岛素抵抗的患者需要比正常人分泌更多的胰岛素使血糖下降。

胰岛素其实是一种肥胖激素，因此当胰岛素无法将血糖转运到细胞中时，胰岛素就会走其他途径，例如葡萄糖－肌糖原/肝糖原、葡萄糖－脂肪。而有的人肌肉量有限，多余的葡萄糖自然就会变成脂肪储存起来，并且葡萄糖无法进入细胞供能，我们人体就会感到又饿又累，于是就想吃更多的碳水化合物，因此血糖也更高了。

> **Tips**
>
> （1）胰岛素不是洪水猛兽，相信通过以上的介绍糖友们都能更加清楚胰岛素的作用。
>
> （2）在日常的使用过程中，胰岛素不能随意撤停和更换。
>
> （3）平时要监测血糖，尤其是空腹、餐后2小时、睡前、运动前后的血糖，及时发现血糖波动，根据血糖波动的情况尽快咨询医生调整方案。
>
> （4）平时要常备含糖食物（如糖果、饼干等）和急救卡片（个人身份信息、电话、诊断、用药方案等），以便及时得到救助。

（崔丽萍）

7 脾气急躁眼球突，当心甲亢来侵扰

关键词：甲状腺　甲亢　碘

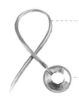 小故事

48岁的刘女士近半年来总觉得自己有些怕热，非常容易出汗，经常感觉心慌，脾气也变得很急躁，加上月经开始变得非常不规律，于是她觉得自己是更年期到了，买了一些保健品吃。但是吃了2个月的保健品，刘女士的症状完全没有改善。不仅如此，她还发现自己的脖子变粗了，这才引起了她的重视。在家人的陪同下，刘女士来到了内分泌科就诊。医生经过详细的问诊及体格检查，考虑其可能患上了甲亢，于是给刘女士完善了甲状腺激素水平测定及甲状腺超声检查，证实了其确实患上了甲亢。经过抗甲状腺药物的治疗，刘女士心慌、怕热、出汗、暴躁易怒等症状都明显改善了。

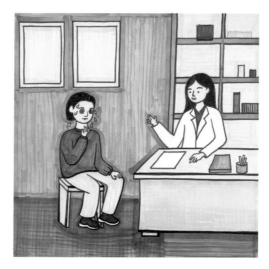

什么是甲状腺功能亢进症

甲状腺功能亢进症（以下简称甲亢）是甲状腺自主持续性合成和分泌甲状腺激素增多而引起的甲状腺毒症，进而引起神经、循环、消化系统兴奋性增高和代谢亢进等临床表现。

甲亢的主要临床表现有哪些

甲亢的典型症状可表现为怕热、多汗、进食增加而体重减轻、大便次数增多、心慌、手抖、情绪易激动、紧张焦虑、失眠、月经减少等。少数老年患者症状可不典型，表现为乏力、心悸、厌食、抑郁、嗜睡、体重明显下降，称为"淡漠型甲亢"。

甲亢通常需要做哪些检查

抽血检查：血清甲状腺激素（FT_3、FT_4、TT_3、TT_4）、促甲状腺激素（TSH）、甲状腺相关抗体（TRAb、TPO Ab、TgAb），可以用于明确患者是否存在甲状腺毒症，甲状腺相关抗体可以辅助病因诊断。

超声检查：不同甲状腺疾病超声表现不同，可辅助病因诊断。

[131]I摄碘率检查：用于鉴别甲状腺毒症原因，但有放射性，怀孕及哺乳期妇女不能做这项检查。

甲亢应该如何治疗

药物治疗：抗甲状腺药物治疗适合于甲亢病情较轻、病程短、患有甲亢的儿童、青少年、孕妇。药物治疗具有疗效肯定、不会导致永久甲减、方便、经济适用等优点。缺点是治疗疗程比较长，一般需要2年以上，停药后复发率比较高，并且可能引起肝损害和粒细胞减少。

放射性[131]I治疗：放射性[131]I治疗适合于抗甲状腺药物过敏或药物治疗无效、停药后复发、甲状腺肿大明显、伴有甲亢性心脏病、肝功能损害等患者，但是不能用于怀孕及哺乳期妇女。放射性[131]I治疗的优点是疗程短、治愈率高、复发率低。缺点是甲减的发生率显著增高，部分患者需要终身补充甲状腺激素。

手术治疗：对于甲状腺巨大、结节性甲状腺肿伴甲亢、甲亢合并甲状腺结节不能除外恶性的患者应当选择手术治疗。手术治疗的优缺点和放射性^{131}I治疗类似。

甲亢的治疗需要个体化，经过专业医生评估后选择最合适的方法。

Tips

（1）对于药物治疗的患者，切忌自行停药，药物治疗的疗程大多数需要2年以上。即使甲亢控制了，也不能随意停药，能否停药需要经专业医生评估，随意停药容易导致甲亢复发。

（2）药物治疗过程中需要定期监测血常规、肝功能、甲状腺功能及抗体指标，以便能及时发现粒细胞减少、肝功能损伤等药物不良反应，及时调整甲亢药物用法用量。不能埋头吃药而不注意监测相关指标。

（3）甲亢患者需调整生活方式，注意劳逸结合，避免高强度工作。饮食上需注意保证热量供应，补充足够的蛋白质、维生素，可以适当地加餐，注意监测体重变化。甲亢患者需要避免进食富碘食物，包括海鲜、海带、海苔等，需要改吃无碘盐。

（彭　思）

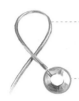

8 人人笑我肥胖娃，除了减肥需检查

关键词：肥胖　激素　BMI

📖 小故事

　　小夏："医生，我男朋友说我最近又长胖了，快结婚了，我想减肥，帮我想想办法吧。"

　　医生："除了长胖了，还有什么不舒服吗？"

　　小夏："我还有月经不规律，长了痤疮，肚子上还有好多很丑的紫色条纹。"

　　医生："我们筛查一下激素水平吧。"

　　结果出来后，因检查出皮质醇增高，在医生的规劝下，小夏住院后经检查确诊了库欣病，手术治疗后小夏恢复了健康。

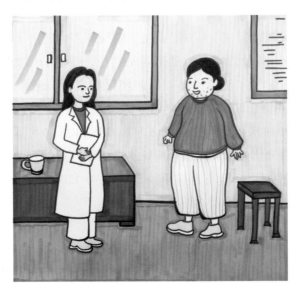

肥胖不仅是个医学问题，现在也成了社会问题，已被世界卫生组织认定为影响人类身心健康和社会发展的疾病之一。而中国超重与肥胖患者人数已位居全球第一。除了单纯性肥胖的患者以外，有相当一部分患者，像小夏一样是其他原因导致的肥胖，也叫继发性肥胖，只有去医院正规诊治才能痊愈。

❓ 什么是肥胖症

肥胖症是指体内脂肪堆积过多和（或）分布异常、体重增加，是由遗传因素、环境因素等多种因素相互作用所引起的慢性代谢性疾病。

❓ 肥胖的原因是什么

能量守恒定律告诉我们：脂肪的积聚是由于摄入的能量超过消耗的能量，即吃得过多或消耗减少，或两者兼有，都会引起肥胖。喜食甜食或油腻食物、快餐、在外用餐等均会使能量摄入过多。体力活动过少、久坐不动的生活方式、社会经济生产模式转变等也是患病率逐年升高的主要原因。

❓ 如何判断是否肥胖

- 体重指数（BMI）：是评估是否肥胖的最常用指标和公认标准。体重指数（BMI）＝体重（千克）/身高（米^2）。BMI 24~27.9 为超重，≥28 为肥胖。
- 腰围、臀围和腰臀比（WHR）：用于鉴别周围性肥胖及中心性肥胖（即腹型肥胖）。测量方法为，受试者站立位，双足分开25~30厘米，使体重均匀分配，腰围测量是髂前上棘和第12肋下缘连线的中点水平，臀围测量则环绕臀部的骨盆最突出点的周径。WHR＝腰围/臀围。成年男性腰围≥90厘米、女性腰围≥85厘米或WHR>1.0可诊断为腹型肥胖。
- 标准体重百分比：用于儿童及特殊人群的肥胖症的判断，标准体重百分率＝被检者实际体重/标准体重×100%，≥120%为轻度肥胖，≥125%为中度肥胖，≥150%为重度肥胖。

❓ 肥胖有哪些分类

按发病原因可以分为原发性肥胖（单纯性肥胖）与继发性肥胖，后者多因某些药物或疾病导致。按脂肪集聚部位分为外周型肥胖（全身性肥胖）和中心性肥胖（腹型肥胖）。

❓ 如何治疗肥胖

简单来讲，肥胖治疗的两个主要环节是减少热量摄取、增加热量消耗。基本治疗包括教育、饮食、运动、生活方式及心理干预，中医疗法（针灸、埋线）及药物（奥利司他、利拉鲁肽等）作为辅助治疗，必要时采用代谢减重手术。需要注意的是，对于继发性肥胖患者，普通的减重治疗是无效的，只有治好原发疾病才能达到减重及减少肥胖并发症的目的。

Tips

（1）肥胖分为单纯性肥胖和继发性肥胖，只有排除继发性肥胖，也就是其他原因导致的肥胖才能诊断单纯性肥胖。

（2）继发性肥胖包括某些疾病（如库欣综合征、甲减、多囊卵巢综合征、睡眠呼吸暂停综合征、下丘脑综合征、生长激素缺乏、Prader-Willi综合征）及药物（如糖皮质激素、抗抑郁药物）等导致的肥胖，需尽早就医诊治。

（3）单纯控制饮食、运动后体重控制不理想时，或者重度肥胖、短时间体重增加、和（或）伴有其他不适时，建议积极就医，寻求医生的帮助。

（4）肥胖症的并发症及伴随病也需检查，并针对性地给予治疗。

（张 静）

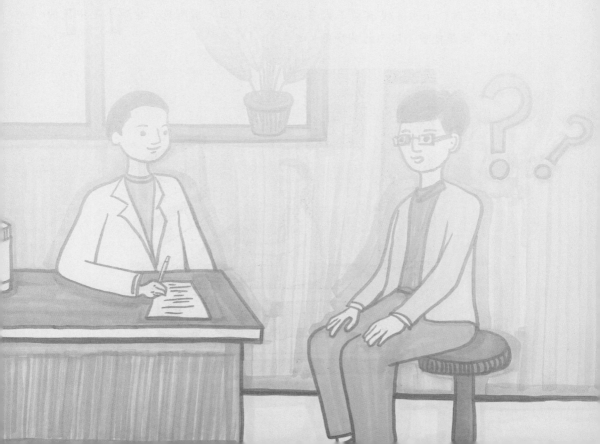

第三篇

心血管系统篇

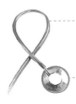

9 心房颤动不用慌，科学管理保安康

关键词：心房颤动　心悸　血栓

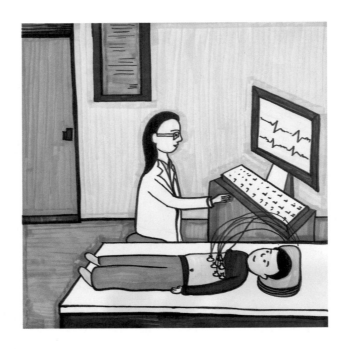

📖 小故事

　　小王体检时查出心电图异常：提示心房颤动。但由于没有任何不适，小王便没把这事放心上，也没有听从医生的建议做进一步诊治。但让小王没想到的是，半个月后，他竟然中风了！右侧手脚不听使唤，说话也含糊不清，幸亏家人送治及时，小王才没有留下太多后遗症。正如大家所想，导致小王中风的"真凶"就是他曾不以为然的房颤！

？ 什么是房颤

正常人心脏有四个腔，即右心房、右心室、左心房、左心室。窦房结（位置在右心房的外上方）是整个心脏的指挥部，它发出"命令"，"命令"一路传达下去，最后到达心室，指挥整个心脏，使心房和心室有序协调地收缩舒张运动，保证心脏有效地射血。房颤就是指心房出现无规律的、快速的跳动，能达到350~600次/分（正常情况下为60~100次/分），心房不仅不遵从指挥部的"命令"，而且还胡乱指挥房室结和心室，导致整个心脏快速、没有规律地跳动。部分患者会有心悸症状，就是老百姓口中常说的"小鹿乱撞"的感觉。

？ 房颤有哪些病因

70%左右的房颤发生在心脏本身有病变的患者，如冠状动脉粥样硬化性心脏病、心脏瓣膜病、心肌病等。房颤可能与一些不良的生活习惯或急性病因有关，如过量饮酒、急性心肌梗死、急性心包炎、肺动脉栓塞、甲状腺功能亢进等，如果这些原因消失或被治愈，房颤可能不再发作。房颤也是心脏外科手术或胸腔手术常见并发症。

？ 房颤有哪些危害

长期房颤会并发血栓和栓塞，导致卒中、偏瘫甚至死亡，房颤患者发生脑梗死的风险是正常人的5倍。脑卒中造成偏瘫等症状会给个人、家庭、社会带来严重影响。此外，长期房颤会使心脏负担加重，有些患者常说走走路就透不过气来、乏力，明显影响正常工作和生活，最终可能会发生心力衰竭甚至死亡。

？ 房颤的治疗方法有哪些

目前房颤治疗方式包括药物治疗和非药物治疗：

（1）药物治疗

• 抗凝治疗。根据发生血栓栓塞的风险评估进行抗凝，预防栓塞的发生，
常用药物有华法林、达比加群酯、利伐沙班片、阿哌沙班片等。
• 节律控制和心室率控制是改善房颤患者症状的两项主要治疗措施，节律

控制类药物可转复和维持窦性心律，包括胺碘酮、决奈达隆等。而心室率控制通常可明显改善房颤患者相关症状。药物包括β受体阻滞剂、地尔硫䓬、维拉帕米、地高辛等。

（2）非药物治疗：房颤非药物治疗包括电复律（转复窦性心律）、消融（包括冷冻消融和射频消融）、左心耳封堵治疗等。目前消融手术及左心耳封堵术均是微创手术，创伤小，恢复快。消融手术可以从根本上根治房颤恢复窦性心律，疗效确切，成功率高，复发率低；可以明显改善患者生活质量，减少猝死、心衰及脑卒中的发生率；左心耳封堵术可达到药物抗凝的治疗效果，降低房颤患者的致残或是死亡的风险，而出血风险大大降低。因此，老年患者也能很好地耐受消融和封堵术。

Tips

（1）合理的生活习惯：注意饮食调理，多吃富含蛋白质和维生素的食物，如瘦肉、鱼虾、蛋、奶类等；多吃新鲜蔬菜和水果；严格规范自己的生活方式，如戒烟戒酒，限制饮用浓茶、咖啡、可乐等；避免过度劳累，保证充足睡眠，生活要规律，情绪要稳定。

（2）坚持有氧运动：每周至少150分钟中等强度有氧运动，如慢跑、保健操、太极拳等。

（3）学会自我监测：养成每天多摸一摸、数一数自己脉搏的良好习惯，勤观察自己脉搏的快慢以及是否规律，以便早发现房颤及其他心律失常疾病。

（4）对于有些无症状的房颤患者，一旦诊断房颤，应尽早于医院进行规范的治疗，减少卒中的发生。

（龚玲辉）

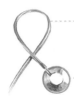

10 心脏血管易硬化，发病愈发年轻化

关键词：胸痛　冠心病　预防

📖 小故事

　　"医生，我今年才40岁，因为工作性质经常熬夜、抽烟，去年上班的路上突发胸闷、胸痛，站一会儿就好了，但是一走快又有胸闷、胸痛发作，反复发作好多次。我很恐惧，急忙请假来医院就诊，查心电图显示心肌缺血，做了冠脉造影，放了一个支架，胸痛才缓解。我担心的是，出院时医生反复跟我强调，回家后一定要好好管理自己的健康，否则我的病有可能还会复发……我的一个同事还没来得及去医院就猝死在家中了，太可怕了。我今天刚刚支架术后1年，来复查，看看支架和其他血管怎么样。"

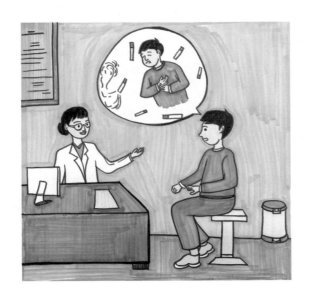

冠状动脉粥样硬化性心脏病（简称"冠心病"）是心脏血管的血流减少或者中断导致心肌细胞缺血缺氧，严重的时候会导致急性心肌梗死，病死率很高。我们通常说的心肌梗死是心脏的血管堵了。然而，血管堵的这个过程其实不是一天两天导致的，它是一个慢性过程，在病因和危险因素未得到控制的情况下，心脏的血管最开始是内膜慢慢增厚，然后内膜斑块形成，之后内膜斑块继续增厚，导致血管狭窄，如果动脉斑块不稳定，从血管壁上掉下来或者斑块破裂导致急性血栓形成，那就可能堵塞血管。这个过程是缓慢的，不易被察觉的，所以才会有故事里的主人公平时身体很好的假象，才会有出院时医生反复交代出院以后需要细心管理以防复发的情形。

我们常常认为，冠心病是老年病，中老年人居多，但现在年轻化趋势特别明显。冠心病已经不是老年人的专属，因为熬夜、吸烟或反式脂肪酸的摄入等不良生活习惯，冠心病日趋年轻化。

❓ 冠心病的病因有哪些

冠状动脉是为心脏供血的血管，随着胆固醇及其他沉积物组成的斑块在血管壁积聚，会导致冠状动脉狭窄或闭塞，进而引起冠心病。

导致冠心病的危险因素有很多，除了年龄、性别、遗传因素等不可控的因素外，还包括高血压、血脂异常、糖尿病、超重、肥胖、吸烟、缺乏体力活动、精神压力大、不健康的饮食和大量饮酒等可控的因素，对这些因素进行积极防控将有助于防治冠心病。

❓ 冠心病如何预防

冠心病的预防需要针对病因，所以住院把病因查清楚非常重要。

- 需要低盐低脂饮食，积极控制血压、血糖、血脂、同型半胱氨酸、尿酸，积极运动、控制体重等。
- 针对动脉粥样硬化，患者需要终身服用两大类药物：一类是抗血小板聚集的药物（如阿司匹林、氯吡格雷），另一类是稳定斑块的药物（如阿托伐他汀、瑞舒伐他汀、普伐他汀等）。

Tips

　　研究显示，心脏康复可有效降低急性缺血性冠状动脉（冠脉）事件的发生率和再住院率，运动康复有效改善稳定性冠心病患者的病死率、再住院率、健康状况和生活质量。高质量实施康复治疗和护理，延缓疾病进展，改善患者生理及心理健康状态，能有效控制危险因素。

（常建梅）

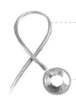

11 心律失常早发现，健康心脏看得见

关键词：心律失常　心悸　早搏

小故事

"医生，我这人做事向来光明磊落，可是最近经常感觉心里很慌，就跟偷了人家东西一样不安，这到底怎么回事呀？"一位62岁阿姨来门诊就诊，心内科医生为她做了心电图，心电图提示未见异常。考虑到心律失常可能有阵发性，医生建议进一步行动态心电图检查。结果动态心电图检查提示频发室性早搏，24小时共有室性早搏2万多次，遂为其安排住院治疗。因考虑室早频发，

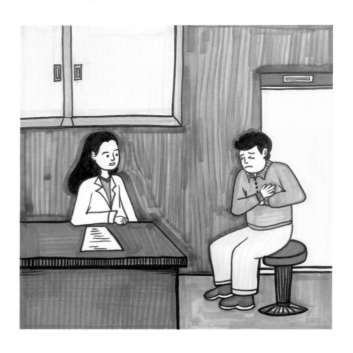

抗心律失常药物作用有限且副作用较大，最终医生和患者共同商议决定行射频消融治疗，经积极治疗后好转出院。

"医生，我父亲吃好晚饭坐在沙发上看电视的时候突然间就晕倒了，几分钟后醒过来，醒来后就说身上没有力气，腿发软，您快给看看吧！"一位家属推着他82岁老父亲急匆匆地赶到急诊室，急诊医生第一时间做了心电图，诊断为Ⅲ度房室传导阻滞，请心内科急会诊，心内科医生到位查看患者后，紧急一键启动导管室，很快就为老先生安装了临时起搏器，老先生也转危为安，第二天为其植入双腔永久起搏器，老先生很快就病愈出院了。

❓ 什么是心律失常

心律失常是指心脏电传导系统异常所引起的心跳不规则、过快或过慢等症状的总称。顾名思义就是心律不正常了，心脏开始乱跳了，所以我们经常能感觉到心悸，这时的心悸可不是心动，更多的是心痛。

❓ 心律失常的类型有哪些

心律失常种类很多，有快的也有慢的，常见的有房性早搏、室性早搏、室上性心动过速、室性心动过速、心房颤动、心室颤动、病态窦房结综合征、窦性停搏、快慢综合征、房室传导阻滞。

❓ 心律失常的症状有哪些

常见的有心悸、胸闷、气促、乏力、黑蒙、晕厥，严重的可引起血流动力学不稳定，需紧急电复律或植入临时起搏器治疗。

- 室上性心律失常症状：常常伴随心率过快造成的继发性心肌缺血，心功能不全等。房颤房扑还会导致栓塞性脑梗死，且一般为大面积致死性脑梗死。
- 室性心律失常症状：常常伴随心脏的重塑变形，心脏扩大造成的继发性心脏瓣膜关闭不全，继发性心肌缺血，甚至血流动力学不稳定，阿-斯综合征。
- 缓慢性心律失常症状：常常伴随继发性心肌缺血，继发性脑缺血，甚至阿-斯综合征。阿-斯综合征是指由于心脏节律的突然变化，使心排血量在短时间内急剧减少，导致急性脑缺血发作的临床综合征。常由于心率突然严重过速或过缓引起晕厥。

❓ 心律失常的治疗方法有哪些

抗心律失常有很多药物可以选择，但所有抗心律失常药物都有致心律失常作用，且治疗作用也有限，药物治疗无效或效果较差的患者仍需射频消融等治疗。快速心律失常需行射频消融术治疗，慢性心律失常需行起搏器植入术治疗，可以从症状上根治心律失常。

Tips

控制心律失常以下几点要记牢。

（1）平时控制基础病。

（2）不喝浓茶、过多的咖啡，限酒。

（3）健康的饮食：低盐、低脂，适当摄入水果、蔬菜和坚果。

（4）适度的运动。

（5）保持平和稳定的情绪，精神放松，不过度紧张。

（6）定时监测脉搏。

（7）定期体检。

（崔贞玉）

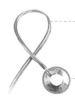

12 血压偏高多监测，知晓健康有保证

关键词：高血压　并发症

📖 小故事

医生："血压这么高，可得好好治疗了。"

患者："你可别吓唬我，我可不信邪。"

医生："没吓唬你，真的一定要注意，好好控制血压。"

患者："高血压跟感冒发烧一样，那么常见，没什么大不了。"

医生："高血压不好好控制，后果相当严重的。"

一位高血压患者来到诊室，医生强调了高血压的严重性，患者却不以为然。

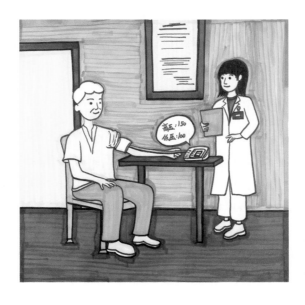

不管是从世界卫生组织的全球数据来看，还是我们中国的数据来看，高血压的患病率是非常高的，可以说平均每个家庭就有一个高血压患者。然而与高血压的高患病率相对应的是高血压的知晓率、控制率、达标率都很低。很多人对高血压并不在意，尤其是很多患者即使在血压比较高的情况下也没有比较明显的症状，所以误以为头不晕眼不花就没有关系。就是因为这样的忽视或者无视，往往会导致各种各样的急性或者慢性并发症，产生危害健康的严重后果。

接下来让我们一起从高血压的前世今生来认识高血压，了解高血压的危害，知晓高血压的治疗原则，从而让我们的血压稳定达标。

❓ 高血压病的由来

人们对于高血压的认识，经历了三个阶段：血压—高血压—高血压病。

世界上最早有关高血压的认知来自我们先辈。2 000多年前的《黄帝内经》中就有关于血压的记载，同时还描述了一个极像高血压性心力衰竭的表现："盛而紧曰胀"。然而，在1948年以前医学界还认为高血压不是病，不需要治疗，同年，美国成立了国家级心脏研究所，并最终在以后的十年中，将高血压定义为疾病。1977年《美国成人高血压指南》发布了世界上首部完整描述高血压预防、发现、评估与治疗的指南，此后，国内外各种高血压诊疗指南面世，包括《中国高血压防治指南》《国家基层高血压管理指南》等。有了这些经验与指导，让我们对于高血压以及高血压防控有了更为深刻的了解。

❓ 如何判断与测量高血压

高血压的诊断其实很简单，即在未使用降压药物的情况下，非同日3次测量血压，收缩压≥140毫米汞柱和（或）舒张压≥90毫米汞柱，即可诊断为高血压。诊断高血压是"就高不就低"的，如果收缩压≥140毫米汞柱，即使舒张压正常甚至偏低，也可以诊断为高血压。相反，如果舒张压≥90毫米汞柱，即使收缩压正常或者偏低，一样可以诊断为高血压。但是这仅仅是诊断为高血压，到底是高血压病还是继发性高血压，还需要进一步做检查来排除继发性高血压，才能诊断为高血压病。

高血压病的诊断还有赖于血压的正确测量。高血压测量方法分为诊室血压测量和家庭自我监测，具体分析如下。

- 诊室血压测量：一般使用水银血压计或者袖带式电子血压计进行测量，而当医生认为必要时会推荐进行24小时动态血压监测。
- 家庭自我监测：一般推荐使用电子血压计，以袖带式血压计为宜，不建议应用腕带式血压计。血压测量前应休息10~15分钟，在静息状态下进行，测量的时候可以连续测两次，血压计与心脏在同一水平。

❓ 高血压的并发症及危害有哪些

很多人在血压偏高的情况下，并没有什么特别的感觉，所以觉得无关紧要。而我们控制高血压，是要把血压控制在一个理想的范围，目的是减少高血压的并发症：眼底病变、肾病、心脏疾病（包括冠心病和高血压性心脏病）、中风（脑卒中）等。

Tips

任何疾病都讲究早发现、早治疗，高血压也不例外。建议35岁以上都应该每年监测血压的情况。发现高血压尽早就诊，早治疗。除此以外，健康的生活方式对于高血压的防治也很重要。

（1）健康饮食：采用健康的饮食习惯，包括低盐、低脂肪、高纤维的饮食，多摄入水果、蔬菜、全谷物等富含营养的食物。

（2）控制体重：保持适当的体重指数（BMI），避免肥胖。通过合理的饮食和规律的运动来控制体重。

（3）限制饮酒：过量饮酒会增加血压，所以应限制饮酒量。建议男性每天不超过两个标准饮品，女性不超过一个标准饮品。

（4）戒烟：吸烟是导致高血压和心血管疾病的重要危险因素之一。戒烟可以显著降低患高血压的风险。

（5）适度运动：定期参与中等强度的有氧运动，如快走、游泳、骑自行车等，可以帮助控制血压和维持心血管健康。

（6）管理压力：积极应对和管理生活中的压力，采取放松技巧如冥想、呼吸操等，有助于保持心理平衡。

（汪雁归　向　燕）

13 体检发现血脂高，赶紧就医控制好

关键词：*血脂　他汀*

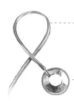 **小故事**

　　小李博士毕业后入职一家单位，不久，单位组织员工体检。小李在拿到体检单时发现报告结果显示血脂异常，心里很纳闷：自己体形也不胖，怎么会血脂高呢？到底需不需要服用降脂药物呢？带着这些疑问，他来到了医院就诊。

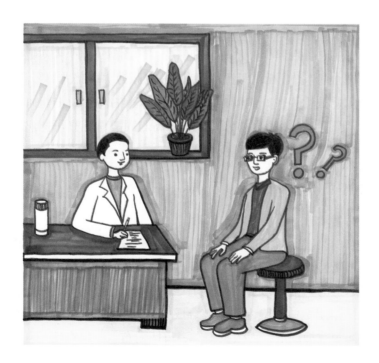

血脂主要指的是血液中的脂类物质，主要由甘油三酯和胆固醇组成；后者又主要由低密度脂蛋白胆固醇和高密度脂蛋白胆固醇构成，是细胞代谢的基础物质。其中甘油三酯主要参与机体能量代谢，胆固醇则参与合成某些细胞结构和类固醇激素等。血脂异常通常指的是血浆中胆固醇和（或）甘油三酯升高（即高脂血症），同时也包括高密度脂蛋白胆固醇的降低等现象。

❓ 为什么会出现血脂异常

血脂异常分为原发性血脂异常和继发性血脂异常。继发性血脂异常在临床上最常见，主要是指由于其他疾病所引起，如肥胖、糖尿病、肾病综合征、甲减等。此外，某些药物如利尿剂、糖皮质激素等也可能引起继发性血脂异常。原发性血脂异常，除了与一些不良生活方式如高能量、高糖饮食有关外，大部分是由于单一基因或多个基因突变所致。由于基因突变所致的高脂血症多具有家族聚集性，有明显遗传倾向。所以像小李这种体形不胖的年轻人也可能出现血脂异常。

❓ 血脂异常有哪些危害

血脂异常会导致动脉粥样硬化，增加心脑血管病的发病率和病死率。胆固醇可分为低密度脂蛋白胆固醇、高密度脂蛋白胆固醇；但两者对心脑血管系统的影响却是完全相反的，前者是危险因素，被称为"坏胆固醇"，后者却可以产生保护作用，被称为"好胆固醇"。另外，严重的高甘油三酯血症（超过10毫摩尔/升）可引起急性胰腺炎，而严重的高胆固醇血症有可能出现游走性多关节炎。

❓ 血脂异常如何治疗

主要包括生活方式干预和药物治疗。

饮食治疗和改善生活方式是血脂异常治疗的基础措施。无论是否选择药物治疗，都必须坚持控制饮食和改善生活方式。

目前临床上的调脂药物主要有他汀类，比如阿托伐他汀、瑞舒伐他汀、普伐他汀，主要作用是使细胞内胆固醇合成减少，同时使血清胆固醇清除增加。其次是胆固醇吸收抑制剂，如依折麦布、海博麦布，一般在使用最大剂量他汀后血脂仍不能达标时加用，或者作为不能耐受他汀的二线治疗。贝特类药物在临床上主要用于降低甘油三酯。2017年，首个PCSK9抑制剂横空出世，开启了调脂治疗的新篇章，不仅可显著降低低密度脂蛋白胆固醇水平，还可减少心源性死亡、心肌梗死、卒中等事件的风险，临床上目前仅应用于极高危动脉粥样硬化性心血管疾病（ASCVD）患者。

不同人群管理血脂的方式以及降脂的目标也不同。对于低中危人群，低密度脂蛋白胆固醇控制在<3.4毫摩尔/升，高危人群低密度脂蛋白胆固醇<2.6毫摩尔/升，极高危人群低密度脂蛋白胆固醇<1.8毫摩尔/升。如果低密度脂蛋白胆固醇基线值较高不能达标者，低密度脂蛋白胆固醇至少降低50%。

Tips

（1）血脂异常一般无明显症状，因此建议定期体检。

（2）调整生活方式、均衡饮食、增加体育锻炼及体力活动，降低血脂异常的发病率。

（3）根据不同的人群分层管理，制订合理的降脂方案，将低密度脂蛋白胆固醇控制达标。

（王　涛）

第四篇

呼吸系统篇

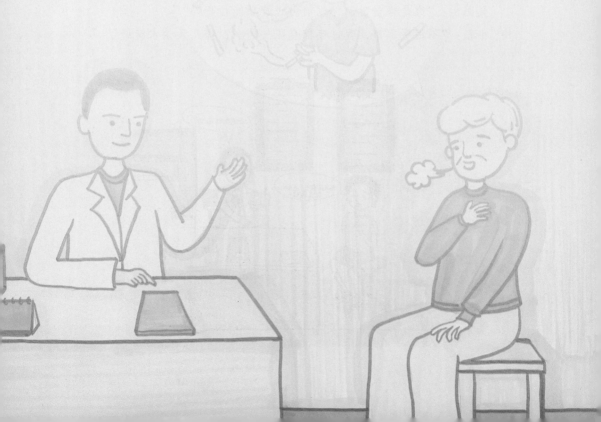

14　积极预防哮喘发，规范管理我在行

关键词：哮喘　管理　过敏

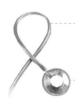

小故事

小张："医生，我来挂盐水，快点给我开药吧，头孢、氨茶碱、地塞米松。"

吴医生："啥情况呀？激素药可不是随便能挂的！"

小张："老毛病了，我就感觉胸闷，要透不过气来了！"

吴医生："像是哮喘呀，你以前做过肺功能检查吗？"

小张："不用费那事，我每年都会犯气喘病，挂几天盐水就好了。"

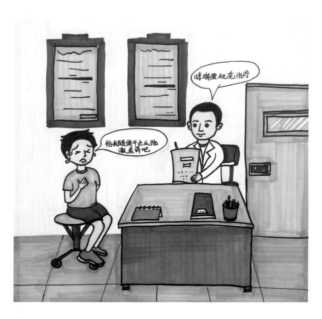

像小张一样，有很多哮喘患者对平时不太严重的胸闷、气喘习以为常，直到严重了才去看病。经常使用抗菌药物和大剂量的激素，症状一好转就结束治疗，循环往复，最后症状越来越重，发作越来越频繁，生活质量也越来越差。据统计，目前我们国家哮喘患者的控制率还不到30%，很多患者还在忍受哮喘的反复发作，这本该是能够避免的。

❓ 哮喘是什么

哮喘是一种常见的慢性病，它本质上是气道的慢性炎症，和环境、遗传等因素有关。哮喘的典型症状主要包括发作性的喘息和呼吸困难，这时身边的人会听到患者的气管里有类似拉风箱或者猫喘一样的声音，有时也可仅表现为胸闷、咳嗽等不典型症状。

哮喘不规范治疗的话，容易导致患者的日常活动因为呼吸困难而受限，对工作、学习和生活都会产生影响。如果重症哮喘急性发作，救治不及时还可能会有生命危险。

❓ 怎样避免哮喘发作

哮喘是一种过敏性疾病，因此治疗中很关键的一点就是要脱离过敏原。虽然遗传因素和外界环境很难改变，但良好的卫生习惯可以减少与哮喘"碰面"的机会。以下几点可以减少哮喘患者的发作风险。

- 不吸烟，避免被动吸烟。
- 尽量避免接触已知的过敏原，不要使用刺激性气味的香水、发胶等。
- 宠物的皮毛、分泌物和排泄物有可能成为导致哮喘发作的过敏原，因此尽量不要养宠物。
- 保持室内干净整洁，毛巾、毛绒玩具、床垫和地毯等应定期清洗晾晒。
- 生活环境太干或太湿都不利于哮喘患者，家中可以备一个湿度计，最好控制在45%~65%。

❓ 哮喘治疗需要注意什么

哮喘的药物治疗，主要可分为控制药物和缓解药物。控制药物用以缓解气道炎症保护肺部，缓解药物用以处理急性发作，这两大类药物都是以吸入剂为主，可以直达肺部发挥药效。正确使用吸入装置非常重要。

医患间良好的定期沟通有助于对哮喘严重程度、控制水平和治疗的反应进行正确的评估，最优化选择和调整药物。

❓ 什么是哮喘的良好控制

哮喘经过诊断和治疗，评价病情已经得到良好控制需要同时满足以下4个条件：

- 每周白天的时间内出现喘息、呼吸困难等哮喘症状不超过2次。
- 能够整夜安睡，不会由于哮喘而憋醒。
- 每周需要使用哮喘缓解药物的次数不超过2次。
- 不会因为哮喘而影响日常活动。

Tips

（1）目前认为，哮喘是不能根治的，但经过规范的治疗，几乎都能得到很好的控制。所以，对于哮喘，我们不讲根治而要讲控制。

（2）哮喘不是遗传性疾病，但是哮喘有遗传倾向，比如家族中有患哮喘的直系亲属，本人又经常出现咳嗽、咳痰、喘息等症状的就容易得哮喘病，这就属于高危人群，需要找专业医生评估。

（3）哮喘不能等发作了才治疗，而是要尽可能不发作、少发作，患者要坚持规范治疗并且定期随访，以达到哮喘的完全控制。

（吴　浩）

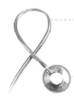

15 肺部结节让人怕，识别妙招请收下

关键词：胸部结节　肺癌

小故事

"吴医生，我体检报告说肺里有个小结节，是不是得肺癌了？"

"吴医生，我怎么会长肺部小结节的，我该怎么办啊？"

"吴医生，我的肺部小结节会不会长大，能不能马上开刀啊？"

吴医生："很多人都在关注肺部小结节，我来为大家整理些参考建议吧！"

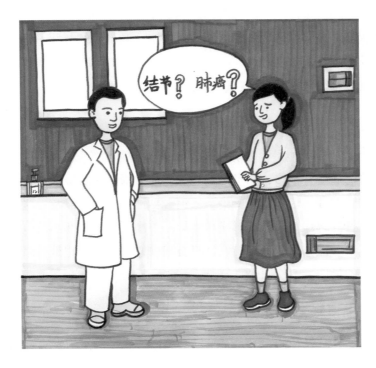

肺癌是我国乃至全世界最常见的恶性肿瘤以及位居首位的癌症死亡原因，拿到一份发现肺部小结节的检查报告，容易让人焦虑紧张，提心吊胆。肺部小结节与肺癌有什么联系？发现了肺部小结节之后该注意些什么？这是许多人都会关心的。吴医生总结了这两年在门诊和网络平台上收到的有关肺部小结节的各种问题咨询，整理其中有代表性的解答，供大家参考。

❓ 什么是肺部小结节

医学上通常将肺实质内大于3厘米的病灶称为肺部肿块，小于3厘米的类圆形或不规则形病灶称为结节，直径小于1厘米的病灶称为肺部小结节，小于5毫米的称为微小结节。大于3厘米的肿块是肺癌的可能性非常大，而直径越小的结节是肺癌的可能性越小，小于5毫米的微小结节属于恶性的风险是微乎其微的。

❓ 为什么有越来越多的肺部小结节

可能大家已经注意到周围人有肺部小结节的情况越来越多。其实这并不难理解，随着癌症早期诊断意识的普及，肺部CT作为体检项目的开展和CT成像技术的提高，越来越多的肺部小结节被发现。肺部小结节并不是在这几年时间里一下子多出来的，很重要的一个原因是肺部CT运用的越来越多，以前胸片无法发现的细微病灶都被CT发现了。

❓ 肺部小结节是不是肺癌

肺部小结节有可能是早期肺癌，但不能与肺癌画等号。可以在肺部CT上表现为结节的病变有很多，除了肺癌之外，还包括肺部的慢性炎症、各种肉芽肿、结核的陈旧性病灶、特殊感染、瘢痕、良性肿瘤等，以及一些肺部组织如支气管、血管的解剖变异、畸形或增生等。首次发现的肺部小结节大多数是良性的。大多数肺部小结节不是肺癌，只有其中的一小部分才是肺癌，而且几乎都处于病变的早期，治疗效果良好。

❓ 肺部结节是怎么形成的

肺脏与外界空气相通，又是全身动静脉血液交换的组织器官，内外环境中的各种有害物质均可以刺激肺脏，有可能形成肺部结节，但这是个复杂的过程，通常情况下肺部结节的形成是很难查明或追溯具体原因的。

肺部小结节都需要治疗吗

可以把大多数表现为肺部小结节的良性病变看作是岁月在肺脏留下的痕迹，通常是不需要打针吃药或手术治疗的，但是需要在有经验的医生指导下做定期随访。对有些可疑的肺部病灶需要通过药物治疗来观察变化和判断性质。对于高度怀疑或确定恶性的病灶目前多可采用微创手术。

哪些人发现肺部小结节要提高警惕

虽然肺部小结节并非都是肺癌早期表现，但对下列人群发现肺部小结节是需要提高警惕的。年龄在50~75岁，至少合并以下一项危险因素者：有吸烟、曾经吸烟或者被动吸烟史；从事某些职业曾接触致癌物如石棉、氡、铀等；有恶性肿瘤病史或者肺癌家族史；是否有慢性阻塞性肺疾病或肺纤维化等慢性支气管肺部疾病史。尤其在初次发现肺部小结节时，有经验的医生会整体评估相关的病史和体征，这些信息对肺部小结节的鉴别诊断也是非常重要的。

肺部小结节饮食方面需要注意什么

对于西医来说，肺部小结节是没有特别禁忌的食物，注意营养均衡、容易消化、健康饮食，拒绝垃圾食品就可以。目前的证据表明，蔬菜和水果可以降低某些癌症的风险，包括肺癌、口腔癌、喉癌、食管癌、胃癌和肠癌等，因此多吃蔬菜和水果是有利的。吸烟是非常重要的致癌因素，对所有肺部疾病有百害无一利，发现肺部小结节后更应坚决戒除。饮酒会增加癌症发病风险，也应尽量限制。

查出肺部小结节该怎么办

最重要的是要找一个既专业又有经验的团队，这个团队需要包括呼吸内科、胸外科和放射科医生。考虑到我国医疗资源紧缺的现状，很少有人能享受到这一待遇，那就在较大的医院找一位有经验的医生，对病灶研读判断和随访观察，也是可行的。建议尽量在同一家医院做CT的复查随访，这样有助于在医院的影像系统上清晰地观察比较病灶的动态变化。

❓ 肺部小结节多久复查随访比较合适

大多数肺部小结节无法通过一次CT影像确定良恶性，而是需要多次随访观察动态变化。随访周期主要根据病灶的大小、密度，有无分叶、毛刺、胸膜牵拉等形态特征，以及与周围组织的关系。如果这个病灶非常倾向于良性，可以隔较长时间甚至1年再复查随访，如果倾向于恶性的话就要在短时间内复查。一般来说，大多数病灶不会在3个月内突然快速长大失去根治的机会，对于某些比较焦虑的朋友，可选择这个时间段来做第一次的复查，如果没有变化就说明不是快速生长的肿瘤，就可以再延长随访时间。肺部小结节的随访很重要，一定要按照医嘱来，排除肺癌是一项有难度的技术活。

Tips

从癌症预防的三早（早期发现、早期诊断和早期治疗）角度来说，体检发现肺部小结节是一件"幸运"的事。找有经验的医生帮助你，过度担心是没必要的。

（吴　浩）

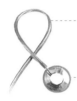

16 "沉默杀手" 慢阻肺，早诊早治最重要

关键词：COPD　咳嗽

📖 小故事

老刘今年60多岁，平时容易咳嗽咳痰，这几年动一动就会胸闷气短，他想着自己也许是老了，没在意。儿子小刘上班忙，老刘两口子经常会到儿子这里帮忙带孙子。

天凉了，老刘气短更厉害了，还有点喘，儿子不放心了，拽着老刘到医院咨询医生。经过检查，老刘被诊断为慢阻肺，医生给老刘开了药，有"吸"的，也有吃的。老刘用了几天，就觉得呼吸顺畅了很多，感觉年轻了好几岁。

复诊的时候，医生告诉他们，慢阻肺这病，是人类疾病死亡原因的第三大杀手，与吸烟密切相关。老刘对小刘说，我抽了大半辈子的烟，没想到老了抽出来个慢阻肺，你可别再跟我一样啊！

老刘在呼吸科门诊看了几次，用完了药就继续配，精神状况恢复得不错，陪孙子跑来跑去玩也不觉得很累了。他想着是不是能停药，医生给他复查了肺功能后，减少了口服药，还是让他继续"吸"药，他想不明白了。医生告诉他，慢阻肺是慢性病，需要长期治疗。很多患者当病情进入稳定期后，就开始放松警惕，治疗时断时续，随意停药，这容易导致病情反复。因此，遵医嘱并且坚持长期规范治疗非常重要。

冬天到了，天冷了，雾霾也比较严重。老刘偶尔又会觉得有点气短，但比早两年是好得多了。医生也说了，空气污染和寒冷都可能会诱发慢阻肺的急性加重，所以一定要注意保暖，避免呼吸道感染。真要外出，尽量选择空气质量好、阳光明媚的时间段。

老刘觉得挺满意的。前几年冬天咳嗽经常要挂水，吃苦头不说，花的钱也不少。现在经过治疗后，一次加重都没有过，人还舒服了，日常生活都能胜任，和周围的同龄人比比，也没什么大的区别。看来，听医生的话没错，慢阻肺真的是可防可治的病啊！

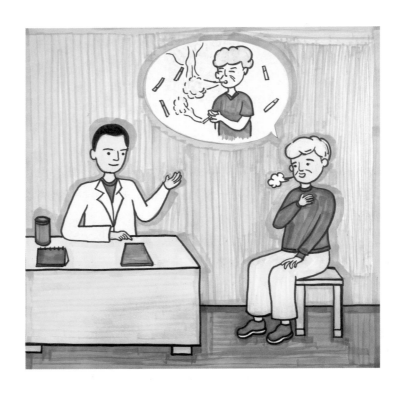

慢阻肺是慢性阻塞性肺疾病的简称，英文缩写是COPD，这是一种可防可治的慢性气道炎症性疾病。据世界卫生组织的最新数据，全球目前有6亿人患有慢阻肺，被认为是全球第三大致死疾病。在我国慢阻肺患病率逐年升高，目前有超过4 300万患者，多为吸烟男性。

在影响我国民众生命健康最主要的四大慢性疾病中，心脑血管疾病、恶性肿瘤以及糖尿病和代谢性疾病可谓"大名鼎鼎"，但慢阻肺却仍然没有得到足够的重视，已经成为各种慢性疾病防治中的"短板"，我国民众对这一疾病了解甚少，知晓率低，治疗率低，患病率高，经济负担重，严重影响了患者的劳动力和生活质量。

❓ 慢阻肺的症状有哪些特点

- 慢性咳嗽，通常是慢阻肺的首发症状。初期咳嗽呈间歇性，以早晨重为主，以后整日持续咳嗽，但夜间咳嗽不显著。
- 咳痰伴随咳嗽出现黏液痰，合并感染时，痰量增多，可有脓性痰。
- 气短或呼吸困难是慢阻肺的标志性症状，也是患者焦虑的主要原因，早期仅在劳力时出现，而后逐渐加重，甚至休息时也有气促。部分重度患者会有喘息，甚至胸部憋紧感。
- 最终慢阻肺还可导致全身症状，特别是重度患者会发生体重下降、食欲减退、外周肌肉萎缩和功能障碍、精神抑郁等症状。

慢阻肺的危险在于，疾病进展比较隐秘，常不为人察觉，早期症状不明显，容易漏诊误诊。慢阻肺患者出现气促、呼吸困难等症状时多已处于中晚期，肺通气功能已损害50%以上，而中晚期慢阻肺发生感染后急性加重、呼吸衰竭的概率明显增加，5年内病死率可以高达20%~30%。所以，慢阻肺被称为是"沉默杀手"。

据统计，至少有一半的慢阻肺患者根本没意识到自己患病，导致病情加重。因此，如果人们在爬楼梯、遛狗、做家务时比同龄人更容易出现呼吸困难、活动能力下降的情况，应考虑到罹患慢阻肺的可能。对于40岁以上的吸烟者、长时间咳嗽伴有咳痰、运动时气急、长期接触有害化学粉尘的人都是慢阻肺高危人群，应每年至少做一次肺功能检查。针对高风险人群，应尽早识别慢阻肺患者，早期诊断和治疗对患者的预后非常重要。

Tips

　　简单自测是否患有慢阻肺，如果以下问题有3项及以上为"是"，建议您去看医生，评估是否患有慢阻肺。

　　（1）您是否经常咳嗽？

　　（2）您是否经常咳痰？

（3）您是否经常感到活动后气短？

（4）您是否超过40岁？

（5）您是否现在或过去吸烟？

（吴　浩）

第五篇

消化系统篇

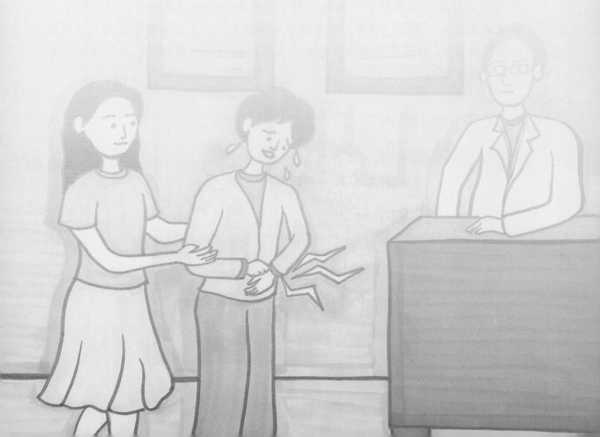

17 肝炎病毒个个毒，传播方式要记住

关键词：肝炎　乙肝　传播

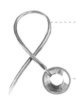 小故事

育龄女青年小王近期突然出现了恶心、干呕的症状，家人一度还以为她是"害喜"（早孕反应），没有过多上心；然而数日后小王恶心、厌油症状持续加重，小便颜色也越来越黄，家人这才慌了神，赶紧到医院检查，发现尿妊娠试验（-）、肝功能结果显示转氨酶及胆红素升高、甲肝抗体阳性，并排除了其他病毒性肝炎、药物、酒精、脂肪性肝炎等因素后，医生告知小王得了"甲型病毒性肝炎"，需要及时治疗。在医护人员的精心治疗照料下，小王逐渐恢复了往日的神采。

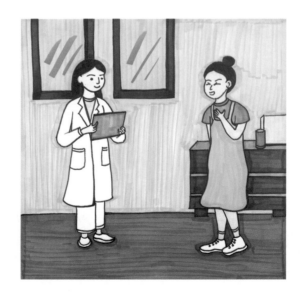

从上面的小故事里，我们听说了"病毒性肝炎"这个名词，下面简要科普一下这个病毒性肝炎家族。

❓ 什么是病毒性肝炎，有哪几类

病毒性肝炎，字面上解释就是由病毒感染引起的肝炎。常见的是甲乙丙丁戊型肝炎，甲肝、戊肝是急性肝炎，乙肝、丙肝、丁肝是慢性肝炎，其中，丁肝只能感染已有乙肝感染的患者。除此以外，还有非常少见的病毒性肝炎是由非嗜肝病毒如EB病毒、巨细胞病毒感染引起的。

❓ 得了病毒性肝炎有哪些不适

大多数感染者会出现疲乏、食欲减退、恶心、呕吐、低热等症状，有人还会出现"巩膜黄染"。当然，也可以是慢性肝炎症状，个体甚至不会感到不适，仅在体检中发现。

❓ 病毒性肝炎是怎么传播的

甲肝、戊肝主要通过消化道传播，可以通过污染的水源、食品等传染。1988年上海的"甲肝大流行"，就是通过感染甲肝病毒的"毛蚶"在人群中广泛传播的。

乙肝、丙肝主要是通过性接触、血液、母婴途径传播；注射、吸毒、公用剃须刀、牙刷均可通过血液传播；而一般的握手、进餐、共同工作学习，没有证据显示会引起乙肝、丙肝的传播。因此，我们不应歧视乙肝、丙肝患者；只要没有乙肝，丁肝病毒就不会被传染。

❓ 感染了病毒性肝炎会有哪些危害

其中乙肝、丙肝可以发展为肝硬化、肝癌。"慢乙肝—肝硬化—肝癌"是慢性乙型病毒性肝炎常见发展的"三部曲"，及早正规治疗，可以延缓甚至阻断这样的病情加剧，对家庭和社会来说都是有益的。

❓ 如何科学预防及有效防治

平时注意饮食和饮水卫生，防止病从口入，可以预防甲肝、戊肝病毒感染；安全性行为、不与人共用引起出血的物品，可以预防乙肝和丙肝。接种甲肝、乙肝疫苗是预防甲肝、乙肝最有效的方法，特别是对乙肝患者的家属以及高危人群，提倡注射乙肝疫苗，常规的乙肝疫苗半年内注射三针完成乙肝疫苗接种；乙肝孕妇及时采取阻断措施，可以生出健康的宝宝。目前经过3个月的正规抗病毒治疗，95%的丙肝患者可以痊愈。

Tips

治疗病毒性肝炎，一定要到正规医院治疗，千万不要自行停药。预防病毒性感染，需要每个人、每个家庭、全社会的共同参与，让我们积极行动起来，预防病毒性肝炎！

（冯灵美）

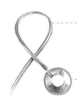

18 内镜诊治功效全，有痛无痛细挑选

关键词：内镜 胃镜 肠镜 无痛

📖 **小故事**

　　顾女士："姚医生，我母亲刚胃早癌手术出院，我们应该多久以后复查呀？"

　　姚医生："内镜下治愈性切除的早癌，术后6个月复查胃镜就好了。"

　　顾女士："好，谢谢您，那我们回去好好照顾她，6个月以后再来。"

　　姚医生："不要急，作为家属，您还要知道一些事，您的母亲是胃分化型早癌，您这就算有胃癌家族史了，您也需要做胃镜检查。分化型早癌跟幽门螺杆菌感染密切相关，建议患者家属都来检查下排除幽门螺杆菌感染。如果有感染的情况，需要除菌治疗，再根据每个人的情况考虑要不要做胃镜。"

　　顾女士："好的好的，按您说的，我们全家一起防范工作做起来！"

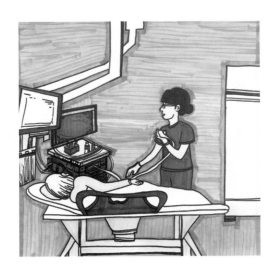

随着大家生活质量和健康意识的提高，胃肠镜检查作为健康检查的重要一环，逐渐被大众接纳，但是大家也存在很多困惑，到底什么情况需要做胃肠镜？胃肠镜到底是怎么做的？什么是无痛胃肠镜？检查中发现了问题到底应该怎么治疗？我们尽量对以上问题进行解答。

❓ 什么情况需要做胃肠镜检查

建议胃癌的高危人群及符合肠癌发病的危险因素人群均行胃肠镜筛查。

符合下面任何一条的人群都属于胃癌的高危人群：

- 年龄大于40岁。
- 胃癌高发地区人群。
- 幽门螺杆菌感染患者。
- 既往有萎缩性胃炎、胃溃疡、胃手术史、肥厚性胃炎、恶性贫血等胃癌的癌前病变。
- 胃癌患者的一级亲属。
- 高盐、腌制、熏制饮食、吸烟、重度饮酒习惯的人群。

结直肠癌发生的危险因素则包括高龄、男性、长期吸烟、肥胖、大量饮酒、糖尿病、炎症性肠病、结直肠肿瘤家族史、长期摄入红肉和加工肉类；高盐、腌制、熏制饮食、吸烟、重度饮酒习惯的人群。

还是要提醒，早期胃肠道肿瘤可能没有任何症状，或者仅仅表现为消化不良，不能掉以轻心。

❓ 胃肠镜到底是怎么做的

消化内镜是软式内镜，胃镜长110厘米，镜身更细，而肠镜长130厘米，镜身更粗。

胃镜是经过口腔进镜，检查过程中需要观察包括咽部、食管、胃及十二指肠的部分区域。胃镜检查前需至少空腹8小时，检查过程其实不会有疼痛感，但患者可能会有恶心呕吐的反应，可以通过尽量放松情绪或者保持呼吸频率来减轻不适。一次详尽的胃镜检查，不仅能够筛查胃癌、淋巴瘤、黏膜下肿瘤、胃息肉等疾病，还能通过黏膜的炎症情况初步判断有没有幽门螺杆菌感染。

肠镜检查通过肛门进镜，观察的部位包括末端小肠、全结直肠以及肛门。

一次高质量的内镜检查，离不开充分的肠道准备，术前遵照要求控制饮食及服用泻药很重要。肠镜检查的过程，每个人的感受可能不尽相同。一般只会感受到腹胀，短时间并可以耐受的腹痛，而如果患者体形消瘦、长期便秘，或有多次腹部手术史，会有困难肠镜的可能性，可能会有明显疼痛，建议选择无痛内镜进行检查。

❓ 什么是无痛胃肠镜

无痛胃肠镜最初是以舒适化为目的，让患者在睡觉的过程中完成胃肠镜检查和治疗，具有无损伤、无明显不良反应、消除患者紧张情绪、恢复快的特点，获得广泛认可。而后期的研究统计证明，无痛下操作还可以提高早期胃肠道疾病的检出率，降低误诊率，同时缩短检查时间。

无痛可以实现舒适化医疗，可以协助提高内镜检查的质量，但也存在风险。在术前，麻醉医生会根据患者情况对麻醉风险进行充分评估，判断患者是否可以耐受麻醉，并给予最佳的麻醉方案，麻醉过程中麻醉医生也会密切关注患者的生命体征，随时做好处理突发情况的准备。如果经麻醉医生评估风险过高，也会建议患者不使用无痛技术，毕竟安全比舒适更重要。

> **Tips**
>
> （1）40岁以后，建议无症状胃肠镜筛查，另外胃癌、肠癌的高危人群，应开始安排您的第一次胃肠镜检查。根据检查结果，医生会给予针对性的随诊意见。
>
> （2）不要忽略日常生活中的小症状，只要内镜及时发现，胃肠道的息肉、早癌都是可以通过内镜得到治愈性切除的。

（姚　瑶）

19 不识幽门螺杆菌，反酸嗳气不知情

关键词：幽门螺杆菌　呼气试验

📖 小故事

李女士："医生啊，我在单位体检查出了幽门螺杆菌呼气试验阳性，要不要紧，需不需要治疗呢？"

陈医生："幽门螺杆菌感染是一种传染性疾病，和消化不良、胃炎、消化性溃疡、胃癌、胃淋巴瘤等多种胃肠道疾病密切相关，现在还认为感染了幽门螺杆菌会引起特发性血小板减少性紫癜、不明原因的缺铁性贫血以及维生素B_{12}缺乏等疾病。所以一定要重视哦！"

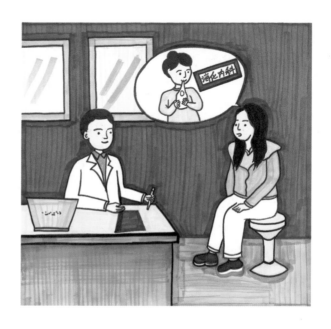

目前很多人在健康体检的时候都会检测有无幽门螺杆菌感染，有的是查血中幽门螺杆菌抗体，有的是像李女士一样做了个呼气试验。根据最新的流行病学调查，我国人群中幽门螺杆菌感染已经超过了50%。随着医学家们对幽门螺杆菌研究的深入，国内外的专家都建议如果没有禁忌的情况下，都进行除菌治疗。

❓ 幽门螺杆菌是种什么样的细菌，是如何被感染上的

幽门螺杆菌是一种定植于人体胃黏膜中的微需氧菌，除了胃黏膜之外，还可以分布在口腔及肠道中。所以感染了幽门螺杆菌的人群中唾液、粪便都携带有细菌，可以造成周围人群的感染。尤其是和感染者共用牙刷、毛巾、餐具及马桶时，也可以通过接吻等形式传播。

❓ 怎么知道是否感染了幽门螺杆菌

目前检测是否感染幽门螺杆菌的方法有很多。总的来说分为两大类：

一类方法是有创性检查，就是通过胃镜观察胃黏膜形态有无改变，或者胃镜下取出胃黏膜组织进行检测有无感染。

另外一类方法是无创性的检测，就是通常医院或体检机构所采用的呼气试验、血抗体测定，来判断有无幽门螺杆菌感染，现在还可以通过对粪便中的幽门螺杆菌的抗原检测来确定是否感染了幽门螺杆菌。

❓ 根据有无症状能判断有没有感染幽门螺杆菌吗

答案是否定的，有的人感染了幽门螺杆菌可以表现出来反酸、嗳气或者中上腹不适，但一部分人没有任何表现。但这时候胃黏膜已经发生了急慢性炎症。如果这个时候及时检查并治疗的话，随着幽门螺杆菌被清除，胃黏膜的炎症会慢慢消退。如果我们没有重视，或者除菌治疗没有成功，胃黏膜炎症会继续发展，一部分人可能患上十二指肠溃疡或胃黏膜相关淋巴瘤，一部分人的胃黏膜会发生多灶性肠化及萎缩。随着时间的推移，加上环境及遗传等因素，萎缩的胃黏膜可能会发展成胃癌。所以在日本和韩国，幽门螺杆菌感染的筛查和治疗，以及对胃癌高风险人群进行胃镜检查已经作为预防胃癌最重要、最具有卫生效益的措施。

❓ 感染了幽门螺杆菌应该怎么办

前面我们已经提到，如果没有禁忌证，对于感染的幽门螺杆菌都应该进行根除治疗。一方面可以避免或减少慢性胃炎、消化性溃疡、胃癌等疾病的发生，另一方面也可以避免作为传染源传播给他人。由于心脑血管疾病发病率的迅猛升高，很多患者需长期服用阿司匹林等预防或治疗，这部分人群更应该在服用抗栓药物之前进行检测和治疗幽门螺杆菌，避免胃黏膜遭受幽门螺杆菌和药物的双重打击。目前我国所推荐的除菌治疗方案有两类，一类是四联方案，另一类是高剂量二联方案，疗程一般是2周。消化科的医生会根据每个人的具体情况进行选择，并建议是否需要胃镜检查，根据胃镜情况决定随访复查胃镜的时间。通常在停药4周后进行呼气试验来判断根除成功与否。还有一点需要提醒大家的是，幽门螺杆菌的感染具有家庭聚集性，所以我们建议一家人一起进行检测和治疗。

Tips

幽门螺杆菌感染是一种传染性疾病，会引发包括胃癌等多种疾病，我们应给予足够的重视。

（1）幽门螺杆菌的传染源是感染者，应避免和他们共用牙刷、毛巾、餐具及马桶等。建议以家庭为单位进行检查和治疗。

（2）有两类方法来检查有无幽门螺杆菌感染，一类是通过胃镜检查，一类是呼气、验血或查粪便中的抗原。胃镜检查除了能判断有无幽门螺杆菌感染之外，还能观察有无胃黏膜的病变。消化科医生会根据情况进行推荐。

（3）根除幽门螺杆菌有两类方案，通常是服用药物2周，治疗结束4周后进行呼气试验明确是否根除成功。

（陈国裕）

20 大便带血要谨慎，小心肠癌来敲门

关键词：便血　肠癌　痔疮　预防

📖 小故事

　　35岁的王先生平时有便秘，偶尔会出现便血症状，用点痔疮药就好了。近一年来出差较多，饮食也不太规律，便血症状比原来加重了，每次排便都有点出血，量不是很多，颜色也有点暗，也没有太重视，自己买了点痔疮栓，用了略有点效果，一直没当回事。最近一段时间好像屁股有点疼，大便变细了，次数也多了，总想拉但拉不干净，觉得是自己买的药不太好，才到医院就诊，想让医生帮忙配些好点的痔疮药。

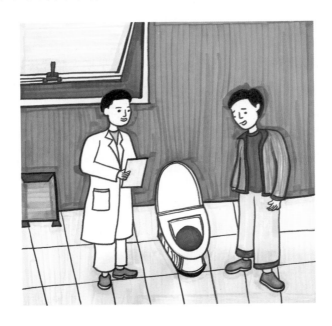

医生问了情况后，建议王先生做一个直肠指诊检查。一开始王先生还不愿意，在医生的坚持下才做了检查。果然，医生通过直肠指诊在他的直肠下段摸到了一个菜花样的肿块，而且肿块比较大，肠腔也有点狭窄了，基本可以考虑是直肠癌。

通过肠镜检查和病理活检明确了直肠癌的诊断，幸亏没有出现远处转移，及时进行了手术治疗和化疗。

门诊经常碰到很多反复长时间便血的患者来就诊，有时医生要给他们做直肠指诊或者让他们做肠镜进一步检查，很多人不以为然，认为医生小题大做，不就是个痔疮吗？用点药就好了还要那么麻烦。其实不然，虽然最常见的便血是痔引起的，但还是有一部分患者便血的病因是大肠癌。由于患者的忽视，到检查发现时往往已经不是早期，部分患者甚至失去了手术根治的机会。

❓ 大肠癌的发病情况

大肠癌包括结肠癌和直肠癌。根据我国最新发布的肿瘤调查数据，全国大肠癌的发病率在所有恶性肿瘤中排第四位，其病死率排在第五位。而且我国大肠癌的发病率呈上升态势，在东部沿海经济发达地区比如上海已经排到第三位。更引人关注的是，这一过去专属于中老年人的癌症，已悄悄"盯"上了30多岁的年轻人，就像前面故事里的王先生。

大肠癌的预后与肿瘤发现的早晚密切相关。早期大肠癌经过正规治疗绝大多数可以获得很好的效果，而到了晚期大肠癌预后就很差了。而目前临床上诊治的大肠癌病例晚期占比仍较高，很大程度影响了大肠癌的预后。因为早期大肠癌往往没有特殊症状，一些患者即使出现症状，比如便血、腹泻等，也自我诊断为痔疮、肠炎或消化不良等，等到病情持续一段时间不好再找医生看时，往往肿瘤已到中、晚期。

相对于其他一些恶性肿瘤，大肠癌可以通过一些筛查和早期干预的方法防止其发生，即使一旦发展到大肠癌，早发现、早治疗仍可以极大地改善预后。

❓ 大肠癌常见的症状有哪些

大肠癌早期往往没有特别明显的临床症状，随着肿瘤进展可能出现下列症状。

- 大便习惯改变：像大便次数增加，便意较频，部分表现为便秘、排便困难等。
- 大便性质改变：包括大便变稀、黏液便、血便、大便变细等。
- 贫血、消瘦：由于肿瘤的慢性失血，很多患者是出现消瘦、头晕、贫血表现检查才发现。
- 腹胀、腹痛：当肿瘤进展到一定程度，侵犯周围脏器或引起梗阻时可出现腹胀腹痛等症状。
- 腹部包块：如能摸到腹部包块往往提示肿瘤已非早期。

❓ 如何判断便血是痔引起的还是大肠癌引起的

临床上便血最常见是痔引起的。痔引起的出血往往和便秘有关，便血常见是鲜红的，不与粪便相混而附于粪块表面；也可表现为大便前后的滴血，严重的是喷射状，多在大便秘结时发生。临床上我们也会碰到由于痔出血引起的严重贫血，甚至失血性休克的都有。其他引起便血的还有肛裂、直肠息肉等。

大肠癌的便血表现为持续性、慢性带黏液血便，与粪便混在一起，便意频频，有时只解出一些血或黏液而无粪便。如果癌肿离肛门越近，便血发生率就越高，直肠癌多数有便血表现。由于大肠癌早期缺乏特异性表现，有的患者只表现为大便习惯性改变和程度不同的便血，因而常被误诊为痔疮。对于大多数直肠癌，有经验的外科医生做个简单的直肠指诊就能很好地判断。

因此并非便血就是痔引起的，也并非大便带血就是患上了大肠癌。如果有持续的便血或大便潜血试验阳性者，还是要到医院请医生检查，必要时作进一步的检查，以排除是否大肠癌引起。

❓ 如何预防大肠癌

- 健康的生活方式：运动，避免肥胖，戒烟。
- 良好的饮食习惯：不暴饮暴食，少喝或不喝烈性酒。
- 良好的饮食结构：健康膳食，增加粗纤维、新鲜水果摄入，避免高脂肪、高蛋白饮食，减少食用生冷、辛辣刺激的食物及熏制、腌制等高盐食物。

- 保持大便通畅，养成良好的排便规律和习惯，出现便秘应及时治疗。
- 积极治疗消化道良性病变，如大肠息肉、溃疡性结肠炎等。
- 根据筛查建议定期进行体检和结肠镜检查。如果有高危因素，检查更应提前，增加检查频次。

Tips

大肠肿瘤如何早期发现？

（1）不要忽视身体的警告：如便血、腹痛、腹泻、贫血、消瘦等。

（2）不要自我诊断：认为便血就是痔疮，腹痛腹泻就是肠炎、胃炎、胆囊炎等。

（3）定期体检，根据年龄、症状和高危因素采用个性化的体检方案。

（4）配合医生的检查，如直肠指诊、肠镜检查等。

（项洪刚）

21 胆囊发炎痛难逃，多管齐下有妙招

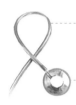

关键词：胆囊炎　结石　诱因

📖 **小故事**

李医生在急诊值夜班，过零点后患者明显少了些，准备整理一下诊室的桌子，一个40多岁的女性患者在家人的搀扶下走了进来。看到李医生后，虽然因疼痛皱着眉头，但还是轻声说道："李医生，又是您值班？胆囊炎又犯了，您给开点水挂挂。"

李医生："才一个多月，胆囊炎又发作了？"

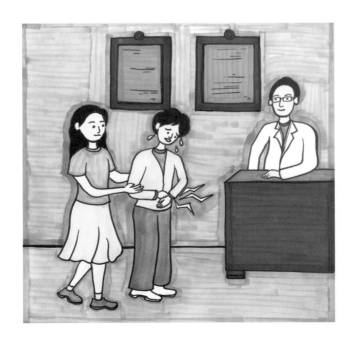

患者："是呀，这次同学聚餐，吃得油腻了一点，又喝了一点红酒，夜里又发疼痛，这次和上次不一样，除了右边疼，感觉左上腹也有疼痛。"

李医生："那我要给您复查一个上腹部CT，再增加一个淀粉酶检查，来明确是否并发急性胰腺炎了。"

经过检查，证实患者胆囊结石急性发作，合并有胆总管结石和急性胰腺炎。 ◀

❓ 胆石症有什么诱发原因

胆囊结石可能与遗传、生活方式、地理环境等因素有关，通常认为有5F特性：Female（女性）、Fatty（肥胖）、Forty（40岁）、Fertile（多产妇）、Family（家族史）。

诱发胆囊结石的可变因素包括饮食因素（如长期禁食、长期不吃早餐、嗜甜食、高脂饮食、长期素食、肠外营养、精制碳水化合物、低膳食纤维）、内分泌紊乱等代谢性疾病（如脂肪代谢异常、胰岛素抵抗、2型糖尿病、甲状腺功能减退、血清高三酰甘油和低高密度脂蛋白水平）、肥胖、心血管疾病如动脉粥样硬化、多次妊娠、使用某些药物（绝经后服用雌激素、口服避孕药、生长抑素等）。

❓ 胆石症有哪些并发症

胆囊结石可以引起胆囊炎，严重者可出现胆囊穿孔及胆汁性腹膜炎；胆管结石早年是我国胆石症的主要类型，是由胆囊结石脱落进入胆管所致。胆管结石的临床症状要比胆囊结石凶险得多，胆管结石典型症状有腹痛、发热、黄疸，老年人或者感染严重的胆管结石还可出现休克和神智障碍，即雷诺（Reynolds）五联征，其病死率高达10%~30%，是一种非常凶险的疾病。胆管结石还可以引起急性胰腺炎、肝脓肿、肝萎缩等严重并发症。

❓ 胆石症怎么治疗

胆囊结石的治疗有药物保守治疗、保胆取石和胆囊切除手术等方法，其中腹腔镜胆囊切除是胆囊结石治疗的"金标准"。腹腔镜胆囊切除已经从4个孔逐渐过渡到1个孔，手术对人体的创伤越来越小。"保胆取石"是近年受到患者推崇的治疗方法，但应该掌握适应证。年轻、单纯胆囊结石、胆囊功能良好者手术效果好，多发或充满型结石、萎缩胆囊、有全身并发症的中老年患者不是适应证。经内镜逆行胰胆管造影（ERCP）是当前治疗胆管结石的最佳术式，传统的开腹取石、胆道镜取石也是临床常用的治疗方法。胆囊结石合并胆管结石可以采用腹腔镜、胆道镜和ERCP的十二指肠镜，被誉为胆石症治疗的三大法宝。通过腹腔镜下胆囊切除联合胆总管探查（LCBDE）具备一步处理胆囊结石合并胆管结石，术前ERCP处理胆管结石术后腹腔镜行胆囊结石（ERCP+EST+LC），一次麻醉完成腹腔镜胆囊切除和ERCP下胆管取石的LC+EST+ERCP，被称为"三镜联合"。

Tips

（1）胆石症是十分常见的普外科疾病，也是急诊救治的重要疾病，不及时治疗可严重影响患者的生活质量。

（2）胆石症包括胆囊结石和胆管结石，也可合并存在，症状以劳累或油腻饮食后发作性右上腹疼痛伴有恶心、呕吐为主，可有发热、黄疸甚至血压下降、昏迷等临床表现。

（3）饮食少油、避免疲劳和饮酒可预防胆石症发作，药物治疗可部分缓解胆石症症状，外科手术是治疗胆石症的根本手段，微创是胆石症治疗的"金标准"，明确胆石症后应尽早治疗。

（王永兵）

22　便秘腹胀真碍事，排便困难请重视

关键词：便秘　排便困难

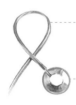小故事

　　门诊来了一对夫妇，男的体健英俊，女的娇小瘦弱，一进门，男的先抱怨起来了。

　　丈夫："王医生，您给我媳妇看看，我和她一个锅里吃饭，我都要超重了，她怎么越来越瘦弱，是得了什么病呀？"

　　王医生把头转向女士，询问起病史。从进食多少，是否有心慌，夜里睡眠怎么样，到排便怎么样，是否常有腹痛，做过什么检查……

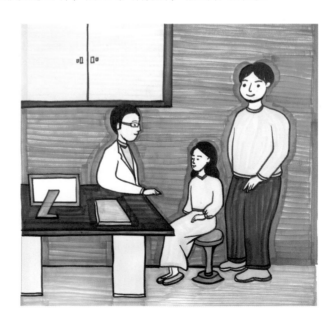

妻子："王医生，我从小就不爱运动，吃东西比较挑食，最主要的不像别人一样每天都有大便，一般2~3天一次。最近5年多，大便次数越来越少，有时甚至1周只有一次大便，还有厌食、腹胀，每次大便要1小时。"

王医生："一般都吃什么药来治疗呀？"

妻子："吃过很多药也不管用，一开始有点用，吃了一段时间就不行了。有人推荐了网红'小粉丸'帮助排便，开始吃一颗就行，现在一次吃五六颗也不管用，有时甚至需要用手协助'掏'大便。"

根据她的描述，王医生考虑该患者是得了慢性便秘。便秘是一种症状，它的病因复杂，还有很多类型，需要通过检查明确严重程度和类型。

什么是便秘

便秘是一种（组）症状，表现为排便困难和（或）排便次数减少、粪便干硬。排便困难包括排便费力、排出困难、排便不尽感、肛门直肠堵塞感、排便费时和需辅助排便。排便次数减少指每周排便少于3次。慢性便秘的病程至少为6个月。

慢性便秘在女性和高龄人群中发病率高，且与经济状况、文化程度、生活方式、饮食习惯和精神心理因素等有关。低纤维食物、液体摄入减少和较少的体力活动均可增加慢性便秘发生的可能性。焦虑、抑郁和不良生活事件等精神心理因素也是便秘发生的危险因素。有便秘家族史较无家族史的个体发生便秘的可能性明显升高。某些药物的使用也是导致便秘的危险因素，包括抗胆碱能药物、阿片类药、抗抑郁药、抗癫痫药、抗组胺药、抗精神病药、抗震颤麻痹药、解痉药、钙通道阻滞剂、钙剂、铁剂、止泻药、非甾体抗炎药等。

便秘如何诊断和分类

慢性便秘的诊断主要基于症状，如前面所列的6大症状。根据功能性便秘罗马Ⅳ标准，慢性便秘可以分为四大类：慢传输型便秘、排便障碍型便秘、肠易激综合征（IBS）的便秘型、阿片类药物便秘。

得了便秘怎么办

健康的排便与饮食、运动、规律排便等都有密切的关系。对于偶发性便秘，可以通过调整饮食、生活习惯等改善症状。长期便秘一定要让便秘专科医生给予诊断，明确便秘是哪一种类型，然后接受规范的治疗。

❓ 便秘如何治疗

- 饮食、活动、心理调节等基础治疗。
- 各种改善粪便硬度、促进肠道蠕动、增加直肠润滑的药物。
- 生物反馈治疗。
- 中医综合治疗。
- 手术治疗。

治疗方式的选择应在专科医生指导下进行，并定期复查评价治疗效果。切忌随便选择药物、长期使用泻药、任意增加药物剂量来获得排便改善，以免发生滥用泻药导致的结肠黑变，加重便秘的程度，延误其他疾病治疗。

Tips

（1）慢性便秘是十分常见的疾病，在女性和老年人群中发病率更高，可影响患者生活质量。

（2）慢性便秘需要通过正规、系统的特殊检查，才能对便秘的类别、严重程度进行诊断和评价，需要在专科医生处就诊。

（3）多膳食纤维饮食、增加运动、保持良好的排便习惯可以改善轻症便秘，根据药物的作用机制选择合理的药物治疗，避免长时间使用刺激性泻药，生物反馈和手术也是便秘的重要治疗方法。

（王永兵）

第六篇

泌尿生殖系统篇

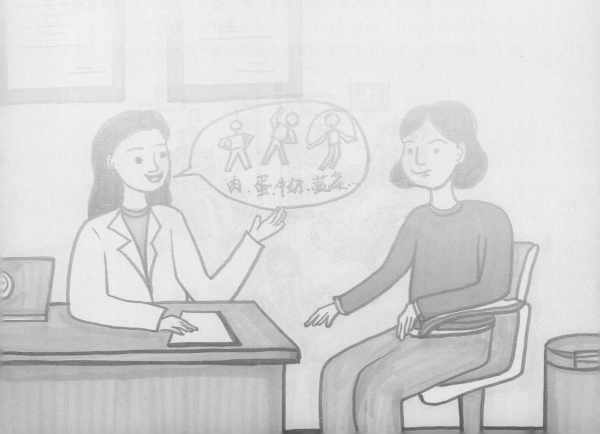

23 血透腹透哪"家"强，今日跟您讲一讲

关键词：血透　腹透　尿毒症

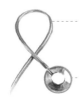小故事

　　32岁的白女士近期在医院检查中确诊尿毒症，突如其来的疾病打击对本不富裕的家庭来说无疑是雪上加霜，而对于治疗方式的不了解，让整个家庭陷入了手足无措的状态。

　　了解到尿毒症需要替代治疗延续生命，医生告诉白女士目前可以选择腹膜透析或血液透析治疗。听完医生意见后，对于透析方式的选择，白女士与家属有了不同的看法。白女士丈夫认为血液透析好，每次都有专业的医护人员给予

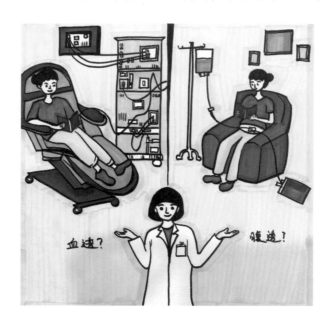

定期治疗，保证治疗质量，但是白女士自己却认为腹膜透析好，认为自己选择腹膜透析治疗更加自由方便，生活质量高。由于选择困难，白女士咨询医生，希望了解到两种透析方式的更多优缺点，全面评估后再做决定。

❓ 什么是血透和腹透

血液透析简称血透，是一种将血液引出体外，经带有透析器的体外循环装置，将血液与透析液通过透析膜进行水和溶质的交换，血液中水和尿毒症毒素包括肌酐、尿素等进入透析液而被清除，透析液中碱基和钙等进入血液，从而达到清除水和尿毒症毒素，维持水、电解质和酸碱平衡目的的肾脏替代疗法。适用于急性肾损伤、终末期肾病、急性药物或毒物中毒、难治性充血性心力衰竭和急性肺水肿的急救、肝肾综合征、肝性脑病、严重电解质紊乱等。

腹膜透析简称腹透，是利用人体腹膜作为半透膜，向腹腔内注入透析液，借助腹膜两侧的毛细血管内血浆及透析液中的溶质化学浓度梯度和渗透压梯度，通过扩散和渗透原理，达到清除毒素、超滤水分、纠正酸中毒和电解质紊乱的治疗目的。临床上常用于治疗血管条件不佳、凝血功能障碍伴明显出血或出血倾向、尚存较好的残余肾功能的尿毒症患者，同样适用于急性肾损伤、中毒性疾病、充血性心力衰竭等疾病。

❓ 腹透和血透有哪些优缺点

腹透患者自己在家就能够操作，具有操作简便、时间场地限制少、保护残肾功能等优点。即对于年轻的或者是有尿的患者，腹透的方式更适合，更有利于患者回归社会。其次，在腹透的时候，不需要像血透一样使用抗凝剂，患者的出血风险相对较小，减少了消化道出血、脑出血等出血性并发症的发生。并且在腹透的过程中，不会发生凝血的情况，血流动力学波动也相对较小，更加适合有冠心病、心绞痛及循环不稳定的患者。但是腹透多是患者自己在家中操作，如果患者的无菌观念不强，操作不严格，有可能会导致腹膜炎的反复发生。如果出现多次腹膜炎，腹膜功能会因此受损，影响腹透效果。血透相对比较简单并且效果明显，即血透能在短时间之内达到清除毒素、稳定内环境、改善心功能的目的。患者每周2~3次到医院进行治疗，每次治疗4小时左右，不需要像腹透一样每天操作。

其实无论选择哪种透析方式，最终的目的都是治疗疾病，同时延长患者生存时间。尿毒症患者可能终其一生都需要维持透析治疗，在这期间需要保持一个良好的心态、充分了解对比两种治疗方式的优缺点，与医生共同决策，选择合适自己的肾脏替代治疗方式，延长生命周期并最大限度地提高生存质量。

Tips

（1）尿毒症指的是肾脏功能丢失所导致的一系列病症，如无尿、毒素蓄积、高血压、肾性贫血等，必须进行肾脏替代治疗。

（2）残余肾功能的保留，可以让饮食更加自由，贫血更好地得到改善，钾、磷等指标得到更好的控制，透析后也要好好保护、保留尿量。腹膜透析相比血液透析，对残余肾功能的保护更好。

（3）没有最好的透析方案，个体化制订最科学。充分了解，结合自身情况来选择合适的肾脏替代治疗方式，充分透析、控制并发症、配合饮食营养，争取早日回归社会。

（奚敏慧）

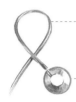

24 腰酸乏力眼皮肿，慢性肾病知识解

关键词：水肿　肾炎　预防

📖 **小故事**

30岁的小王最近刚换了工作，虽说工资涨了不少，但美中不足的是要轮夜班，每次得连续上半个月。这几天，平时一向健康的他每天早上醒来总发现浑身水肿得厉害，双下肢沉重乏力，用手指按上去，一按一个坑。

小王本以为是最近工作太累了，再加上睡前又喝了很多水，可这种情况前后持续了一周多，即使睡前不怎么喝水，第二天醒来脸还是肿得像包子，这才来到医院就诊。

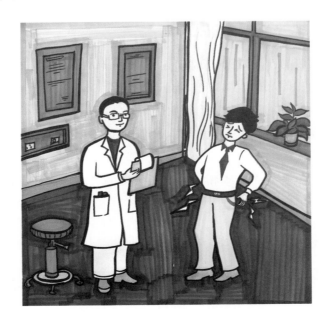

预检分诊处的导医将其引导到肾内科，医生在听了小王的描述后，询问他最近睡眠质量如何。"最近连续上夜班，这半个月晚上睡觉都是断断续续的，同时精神高度紧张，一有事儿马上就要起来，一整夜加起来睡眠时间不足两小时。"正如医生所料，小王的检查结果显示：血白蛋白只有16克/升（正常低值35克/升），而尿蛋白有4个"＋"号。经肾脏穿刺活检显示：小王确诊慢性肾炎，肾病综合征微小病变型。

慢性肾小球肾炎简称为慢性肾炎，系指以蛋白尿、血尿、高血压、水肿为基本临床表现，起病方式各有不同，病情迁延，病变进展缓慢，可以有不同程度肾功能减退，最终将发展为慢性肾衰竭的一组肾小球疾病。由于本组疾病的病理类型及病期不同，主要临床表现也各不相同，疾病表现呈多样化。该病好发于任何年龄，但以中青年为主，男性多见，起病缓慢、隐匿，早期患者可无特殊症状，少数可以有乏力、疲倦、腰部疼痛和食欲缺乏，水肿可有可无，一般不严重。实验室检查多为轻度尿异常，尿蛋白1~3克/日，可以见红细胞和管型，此外还可以有血压升高甚至出现恶性高血压。该病的治疗主要是防止和延缓肾功能进行性恶化，改善和缓解临床症状及防治心脑血管并发症，患者血压应当控制在130/80毫米汞柱以下，尿蛋白争取减少至1克/日以下。

❓ 慢性肾小球肾炎的病因有哪些

仅有少数慢性肾小球肾炎由急性肾小球肾炎发展所致，大部分由其他原发性肾小球疾病直接发展而成。

慢性肾小球肾炎的具体病因有待明确，通常认为与以下因素有关。

- 免疫介导性炎症疾病：慢性肾小球肾炎不是一个独立的疾病，免疫反应是起始因素。
- 非免疫因素：如高血压和蛋白尿所导致的肾小球高压，促进肾小球硬化，加速了疾病的进展。

❓ 如何预防慢性肾小球肾炎

目前尚无法预防大多数肾小球肾炎的发生，以下是一些可能有益的预防方法：

- 及时治疗由链球菌感染引起的上呼吸道感染。
- 控制高血压，减少高血压对肾脏造成损害的可能性。
- 控制血糖，以预防糖尿病肾病。
- 不使用具有肾脏毒性的药物或食物。
- 戒烟。
- 保持合适的体重。

Tips

（1）保持良好的情绪：不仅对生活质量有极大提升，对疾病的治疗预后也有积极影响。

（2）生活规律：病情稳定和好转后，规律的作息有利于身体的恢复。坚持锻炼控制体重，避免感冒。

（3）饮食卫生：清淡饮食，平衡膳食，不要暴饮暴食，适当多饮水，不吃剩饭剩菜，不吃生冷凉菜。

（赵歆晖）

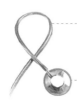

25 子宫内膜乱游走，正规治疗早出手

关键词：子宫内膜异位症　巧克力囊肿

📖 小故事

"医生，我的痛经越来越严重，而且结婚2年多了也没有怀孕？""医生，平时我总是痛经，上个月单位体检B超发现我的卵巢上长了个大囊肿，肿瘤指标也升高了，是不是得了癌症？""医生，我这反反复复的小肚子总是痛，尤其是月经期更严重，连大小便都痛啊，检查又没发现大问题，老公说我矫情，可这痛不欲生到底是怎么回事？""医生您看，我这剖宫产的疤下面怎么长了一个包，硬硬的，一来月经它也跟着隐隐作痛！"

这些因"痛""不孕""卵巢囊肿""腹部包块"求诊的女性患者，可能是遭遇了同一种疾病——子宫内膜异位症！

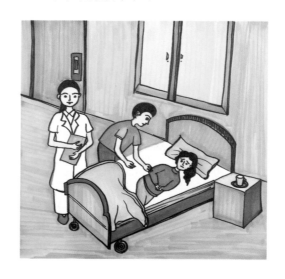

❓ 什么是子宫内膜异位症

子宫内膜异位症，简称"内异症"，是指子宫内膜或腺体长在了子宫腔以外的地方，子宫内膜具有随着女性激素周期性变化而从薄到厚，继而周期性脱落出血的功能。而异位的子宫内膜也同样会在子宫外生长、浸润，反复出血，继而引发子宫内膜异位的器官或部位发生疼痛、结节、包块以及不孕症发生。内异症在女性人群中并不少见，据研究报道，约10%的生育年龄女性有内异症，20%~50%的不孕症女性存在内异症，71%~87%的慢性盆腔疼痛女性是患有内异症的。

拿最常见的卵巢内异症来说，卵巢内异症中有一类鼎鼎有名的叫巧克力囊肿。巧克力囊肿并不是美味的巧克力，而是因为肿块里包的液体呈现咖啡色黏稠状，这种囊液是异位的子宫内膜反复出血形成的。巧克力囊肿有时会伴有强烈的痛经，甚至有的年轻女性在月经来潮的时候，巧克力囊肿会突然增大引发囊肿破裂，发生剧烈的急性腹痛，需要紧急进行手术治疗。除此之外，子宫内膜异位症还会发生在盆腔腹膜、肠管、膀胱等部位，从而引起盆腔深处的疼痛，造成慢性盆腔痛。

子宫内膜在异位部位发生反复的生长－脱落出血，导致其所在部位的反复出血粘连。这种粘连比炎症造成的粘连更加致密，进而影响到盆腔脏器的功能形态。卵巢、输卵管、肠管、子宫都粘在一起，破坏盆腔正常的结构、影响卵巢功能，甚至影响受精卵的运输、着床，造成不孕症的发生。如果内异症浸润在输尿管、肠管、膀胱上，造成输卵管狭窄，膀胱、肠管狭窄，导致尿频、尿急、肾积水、便秘、便血等痛苦。最让医生头痛的是内异症容易复发，无论是何种治疗措施（药物控制，还是进行手术切除病灶），只要是女性处于仍然来月经的阶段，内异症就会像"野火烧不尽，春风吹又生"一样的趋势复发，而且越年轻的女性越容易复发。所以子宫内膜异位症被称为"不是癌症，胜似癌症"！

近年来，子宫内膜异位症越来越被认同为是一种慢性病，需要长期管理。而不仅仅是吃几个月药，做一次手术就能大功告成的。

❓ 如何规范管理子宫内膜异位症

内异症的规范管理，根据年龄的不同，我们对内异症进行个体化的管理。

- 青春期内异症女性：青春期的内异症多以痛经为主，需要尽早发现和尽早开始药物治疗，比如卵巢上有一个2~3厘米的内异症的肿块，即使没有痛经等不适症状，我们也需要尽早开始药物治疗，防止内异症的发展长大。同时青春期内异症需要长期的复查监测（每半年复查一次）。

- 育龄期内异症女性：对年轻的女性，以减轻疼痛，控制复发，治疗不孕为原则。卵巢巧克力囊肿小于4厘米，又没生过孩子，为了保护卵巢功能，可以先药物治疗，如地诺孕素、短效避孕药等，这部分患者需要长期口服药物来控制内异症生长。药物的疗程一直要坚持到准备怀孕才能停药。对想生宝宝的女性，需要尽快去生殖医学科进行生育能力的评估。

- 如果卵巢巧克力囊肿大于4厘米，并且合并不孕，还是要进行手术治疗，术后也需要长期使用药物减少复发。并且每3~6个月进行复查。没有生育要求的女性需要使用药物一直到绝经为止。

- 围绝经期内异症女性：围绝经期严重的内异症我们可以通过手术根治性切除病灶，轻度的内异症也可以放置曼月乐环（左炔诺孕酮缓释系统），或者口服地诺孕素等药物控制内异症，最好坚持用药到绝经为止。用药或术后用药需要每3~6个月复查一次。围绝经期的内异症还要警惕癌变！如果快要绝经了，痛经反而更加严重，疼痛和既往也变得不一样，卵巢囊肿还在长大，就一定要小心是否发生内异症的癌变了。

Tips

　　得了子宫内膜异位症的患者，一定要坚持长期规范的健康管理，科学的复查和长期的药物控制，才能将内异症的发病和复发风险降到最低，少受病痛折磨。

（孙丽艳）

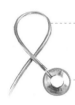

26 月经失调很烦恼，科学管理很重要

关键词：月经失调　病因

📖 小故事

　　小丽刚上大学不久，因3个月没来月经来院就诊。经过详细询问，医生发现小丽因为爱美，过度节食，还吃了很多网上购买的减肥药物，近半年体重降了30斤，现在只有90斤左右。经过妇科超声及抽血化验等相关检查，医生考虑她月经失调的主要原因是过度节食和减肥造成的。

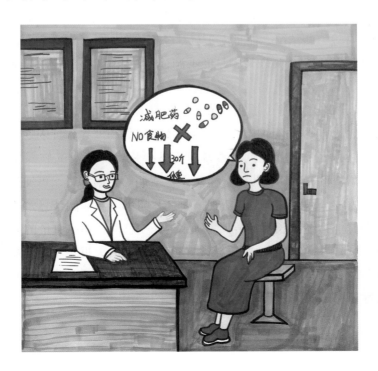

❓ 正常的月经是什么样的

月经，我们女性朋友俗称的"大姨妈"，不过大家对这位"大姨妈"是又爱又恨，如每月能准时来临，不出现异常状况，说明自己的身体还是健康的，但如果不来或来了不走，而且有时伴随着腹痛、经量大等各种不舒服，就会给女性朋友带来很多苦恼。正常月经具有周期性及自限性，月经周期一般为21~35日，平均为28日，每次月经持续的时间为经期，一般为2~8日，平均为4~6日，正常月经量为每日20~60毫升，超过80毫升则为月经量过多，通常月经一般为暗红色，一般月经期无特殊症状，但由于经期盆腔充血，有的女性会出现轻度的下腹坠胀不适，一般需要药物治疗。

❓ 何为月经失调

由于社会对女性的要求越来越高，高节奏的生活，过高的工作压力，饮食不健康，作息不规律，越来越多的年轻女性出现月经失调，对她们的生活造成一定程度的困扰，甚至还会导致不孕不育的后果。现实中有很多女性都和前面故事中的主人公小丽一样，为自己的月经烦恼，因为出现了月经周期的不规律和经量的异常等一些情况，而且由于对月经相关知识的了解不全面，总是会出现焦虑。所以我们有必要来聊聊月经不调（月经失调的俗称），让女性朋友对月经不调有个科学的认识。

- 月经失调：月经基于排卵后黄体生命期结束，雌孕激素撤退，使子宫内膜功能层坏死脱落而出血，但当机体受内部和外界各种因素（如精神紧张、营养不良、代谢饮食紊乱、慢性疾病、环境及气候骤变、过度运动、酗酒及其他药物影响、生殖系统疾病等）影响时，可通过大脑皮质和中枢神经系统，引起下丘脑－垂体－卵巢轴功能调节异常而出现月经失调，包括经期长度的异常（延长或过短）、经期出血量的异常（过多或过少），月经周期频率的异常（频发或稀发），近一年周期规律性异常（规律、不规律或闭经），甚至有腹痛、腰酸及严重的腹部下坠感，有的女性还可出现头痛及神经系统不稳定的症状。

❓ 月经失调的常见原因有哪些

对年轻女性来说，如出现月经异常，首先要排除妊娠及妊娠相关这一因素。而引起月经失调的最常见原因归纳起来有如下几点。

- 功能性失调：主要是指下丘脑－垂体－卵巢轴功能调节出现异常，如女性长期处于精神压抑、紧张或遭受重大精神刺激和创伤后，过度节食、吸烟、酗酒及熬夜等不良生活习惯都可能导致卵巢功能轴调节异常，从而出现月经失调或痛经、闭经等表现。

- 器质性病变：主要为疾病因素，最常见的子宫肌瘤、子宫内膜异位症、子宫肌腺症、子宫内膜息肉以及阴道炎症是引起月经异常的常见原因，多囊卵巢综合征可引起月经稀发甚至闭经，同时甲状腺功能亢进或减退也可导致月经失调。

- 其他因素：如药物滥用及宫腔放置节育器也可引起月经失调。

❓ 月经失调的治疗有哪些

- 一般的治疗：首先对月经来潮这一生理现象有一个正确的认识，消除恐惧及紧张心理。经期应注意保暖，忌寒冷刺激；注意休息、减少疲劳，戒烟，不熬夜，加强营养，增强体质；应尽量控制剧烈的情绪波动，避免强烈的精神刺激，保持心情愉快。

- 针对病因治疗：若经过妇科检查、超声检查，发现是有宫腔粘连、息肉、子宫黏膜下肌瘤、子宫肌腺症或阴道炎症等导致的月经失调，需要针对其具体病因进行相应治疗。

- 调整月经周期：若经性激素及监测排卵等检查，发现是垂体微腺瘤、多囊卵巢综合征、卵巢早衰、黄体功能异常、排卵障碍等原因引起的月经失调，根据患者情况选择不同的治疗，改善卵巢的功能或代替垂体及下丘脑的部分功能，药物治疗或激素来调整月经周期。

Tips

　　月经失调非小事，可能是身体传递的预警信号，女性朋友们不能无视这些信号，应做到早预防、早发现、早治疗，同时也不必过于焦虑，保持精神健康、生活规律、心情舒畅，学会自我调节，科学锻炼，避免滥用药物，避免过度节食，注意戒烟戒酒，有妇科疾病时要及时到正规妇科门诊治疗。

（章玉兰）

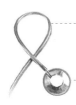

27 心烦意乱脾气急，教你认识更年期

关键词：更年期　烦躁　激素

📖 小故事

李女士今年47岁，闭经大半年了，每天潮热得心烦，而且火气还很大。无论家里还是单位，一点小事都能把她气得够呛；晚上睡眠也不好，经常半夜两三点钟就醒了，白天没精神，看啥都不顺眼，脾气更差了。老公催促她到医院好好看一下。到了妇科门诊，经过医生的详细检查，李女士得了围绝经期综合征，也就是俗称的更年期综合征，同时还伴有骨质疏松症和高脂血症。

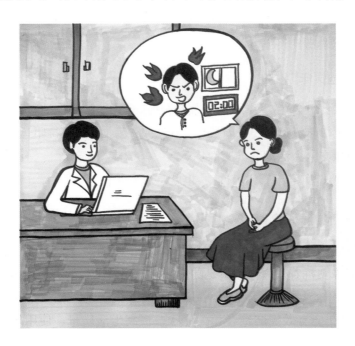

根据李女士的情况，医生给予她健康宣教，包括运动及饮食指导，补充钙剂，并使用激素替代治疗。李女士从饮食到运动都遵循医生的建议，按时服药。服药1周后，李女士的失眠和潮热症状明显好转。睡眠好了，李女士白天的情绪也明显平和了。3个月后复查，李女士各项指标明显改善，血脂正常。她自己感觉如同重获新生，生活乐观而充实。在感谢医生精湛医术的同时，也感慨自己缺少医学常识，没想到女性更年期的变化对一个人影响如此之大。◀

❓ 什么是围绝经期综合征

围绝经期综合征又称为更年期综合征，指女性绝经前后出现性激素波动或减少所致的一系列躯体及精神心理症状。绝大多数女性会至少经历一种典型的绝经相关症状，如月经失调、潮热、盗汗、失眠、易怒、抑郁、尿频、阴部疼痛及性交痛等。

❓ 围绝经期综合征的近期影响及远期危害有哪些

- 近期影响：包括月经紊乱、血管舒缩症状及神经精神症状，如焦虑、抑郁等不良情绪。
- 远期危害：包括泌尿生殖道萎缩性疾病、骨质疏松和骨折、阿尔茨海默病及心脑血管疾病。

❓ 如何度过更年期

- 合理饮食：全谷物纤维、足量蔬菜和水果、控糖、少油、少盐。
- 每日规律有氧运动：每周累计150分钟，另加2~3次抗阻运动。
- 增加社交脑力活动、健康锻炼。
- 使用绝经激素治疗（MHT），也就是激素替代治疗。

❓ 吃激素会变胖，会得乳腺癌吗

女性激素治疗的本质是帮助女性度过因体内的雌激素突然降低而带来的不适阶段，就像飞机着陆一样，不是陡然降低，而是平稳地、缓缓地着陆，如国内外权威组织公认：绝经激素治疗（MHT）是缓解绝经相关症状最有效的治疗方法，MHT能有效缓解绝经相关症状，提高生活质量。使用雌激素可以增加表皮和真皮的厚度、增加胶原蛋白和弹性蛋白的含量，改善皮肤含水量，减少皱纹。MHT可显著增加骨密度，降低骨折风险；并能调节血脂，降低心血管疾病风险。只要排除药物禁忌证，在医生指导下用药，定期检查，是不会发胖和增加乳腺癌等肿瘤发生危险的。

Tips

激素替代治疗并不适用于所有人。如果有以下问题，就不能使用激素替代治疗。

(1) 患有或可疑患有乳腺癌。

(2) 已知或可疑有其他激素依赖性肿瘤（如子宫内膜癌）。

(3) 原因不明的阴道出血。

(4) 最近6个月内患活动性静脉或动脉血栓栓塞性疾病。

(5) 严重肝肾功能不全。

(6) 卟啉症、耳硬化症。

(7) 脑膜瘤（禁用孕激素）。

(8) 已知或可疑妊娠。

（王　梅）

28 多囊卵巢需调养，食动双宜助健康

关键词：多囊卵巢综合征　痤疮　月经失调

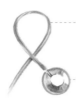 **小故事**

如今，随着生活水平的提高，特别是育龄期女性，肥胖超重的人越来越多。26岁的小李是单亲家庭长大的，从小跟妈妈相依为命，妈妈一直觉得没能给孩子一个完整的家，愧对孩子，所以尽可能在生活上满足孩子的需求，吃喝穿用都是喜欢什么就买什么。不喜欢喝白开水的小李特别喜欢喝奶茶、吃各种甜品，多年来把奶茶当水喝，体重从96斤到现在的200斤，仍乐此不疲。

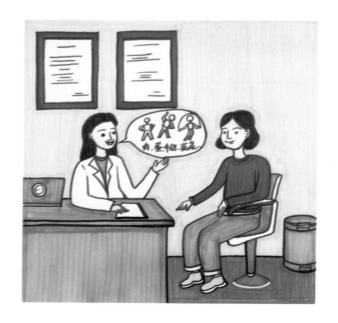

两年前，小李月经开始不太正常，起初是两三个月来一次，到医院检查后，医生说是多囊卵巢综合征，让她要控制饮食，增加运动。小李也没在意，最近半年月经常持续半个月不干净，妈妈几番催促后，小李来到妇科门诊咨询，一查B超发现子宫内膜增厚到20毫米，医生让她住院后做了宫腔镜检查，发现子宫内长了很多息肉样的赘生物，摘除一部分，做了病理检查结果是子宫内膜癌。妈妈知道后，找到医生，听了对于相关病因的讲解，后悔不已，不该这么惯着孩子，最终害了她，最后医生给小李做了子宫切除的手术。

❓ 什么是多囊卵巢综合征

多囊卵巢综合征是常见的女性生殖内分泌疾病，主要特征是高雄激素，表现为多毛症，排卵障碍，包括月经失调和多囊卵巢。

❓ 如何判断自己是否得了多囊卵巢综合征

多囊卵巢综合征大多起病于青春期。最主要表现就是月经失调，月经常常35天至6个月才来一次，甚至闭经。月经量也会很少。有的会表现为不规则的子宫出血，月经周期、经期、经量没有规律性；适龄期女性可能备孕几年也不怀孕；脸上容易长痤疮，油性皮肤，脸上的痘痘像雨后的春笋似的此起彼伏；还会出现不同程度的多毛，主要是阴毛增多，呈倒三角形，延伸到肛周、腹股沟或到腹中线上，嘴唇或乳晕周围也有长的毛发出现；50%以上的患者有肥胖，体重指数（BMI）≥25，呈腹型肥胖（腰围/臀围≥0.8）。

❓ 是什么原因导致的多囊卵巢综合征呢

得了多囊卵巢综合征的人经常会有个问题，我怎么这么倒霉，是怎么得上这个毛病的呢？病因目前还不完全清楚。经科学研究，已知的原因可能是某些遗传基因与环境因素相互作用所致。不良的饮食和生活方式对疾病的影响也很大，会导致内分泌代谢紊乱，使下丘脑-垂体-卵巢轴的调节功能异常，雄激素过多，卵巢内有很多停止发育的小卵泡，使卵巢多囊样改变，过多的小卵泡还会使雌激素分泌过多。

约50%的患者有不同程度的胰岛素抵抗，胰岛素的生物学效能低于正常，发生代偿性高胰岛素血症，过量的胰岛素会使雄激素过多。50%患者有肾上腺内分泌功能异常，也会产生过多的雄激素。

❓ 得了多囊卵巢综合征不治疗会有什么问题吗

得了多囊卵巢综合征的女性，如果不治疗，由于处于高胰岛素血症、高雄激素的无排卵状态，子宫内膜增生和子宫内膜癌的风险增加，也增加了异常子宫出血的风险，继而发生贫血。所以，需要及时、长期的治疗，保护子宫内膜，避免发生子宫内膜癌。此类患者，由于有内分泌代谢紊乱，如果不治疗，还会导致高血压、糖尿病等内分泌疾病。脸上的痤疮、身体的多毛、黑棘皮病也会影响美观。

多囊卵巢综合征的患者由于肥胖、多毛症的心理压力，易发生抑郁、焦虑和社交恐惧的心理疾病，有生育需求的女性会面对不孕的困扰。

❓ 如何治疗多囊卵巢综合征

- 调整生活方式：要合理饮食，增加运动，控制营养摄入和控制体重，降低并发症。采用低热量饮食，包括低碳水化合物饮食、高纤维饮食、高蛋白质饮食，戒烟、戒酒、减少咖啡因摄入。运动是降低体重、改善代谢性疾病的关键手段之一，有氧运动，如快走、慢跑、健身操、瑜伽、游泳、骑自行车和各种跑步机运动等。
- 药物治疗：调节月经周期（口服避孕药、孕激素后半周期疗法）；降低血雄激素水平（糖皮质激素、环丙孕酮、螺内酯）。
- 改善胰岛素抵抗：对肥胖或有胰岛素抵抗患者常用二甲双胍。
- 诱发排卵：对有生育要求者进行促排卵治疗，使用一线促排卵药物氯米芬。
- 手术治疗：腹腔镜下卵巢打孔；卵巢楔形切除术（现已不常用）；减重手术。
- 心理治疗：改善生活质量。

Tips

　　多囊卵巢综合征病因复杂，无有效的治愈方案，以对症治疗为主，需要长期的健康管理。根据患者不同年龄、是否有生育要求、代谢的改变，采取个体化综合治疗措施。

（李晓婷）

29 乳房癌症风险大，结节肿块早察觉

关键词：乳腺癌　肿块

📖 小故事

　　朱阿姨今年45岁，前几天在体检时被告知双侧乳腺腺体结构不良，右乳有明显结节。朱阿姨赶紧在网上查了一下，对比症状，自己右乳也不疼，也没有红肿，更没有酸胀、乳头溢液等症状，并且也没发热，怎么会有结节呢？医生还建议要门诊复查，是不是很严重呢？带着满脑子的疑问，忐忑不安的朱阿姨在家人的陪同下，来到甲乳外科门诊就诊。

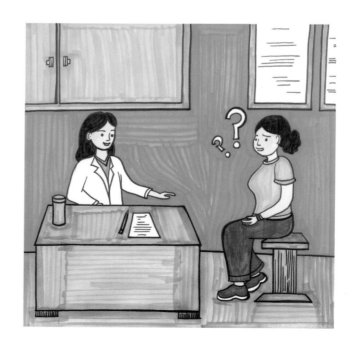

甲乳外科朱医生接诊了朱阿姨，经仔细询问查体，她马上给朱阿姨安排了彩超检查，结果提示乳腺影像报告和数据系统3级（BI-RADS 3级），安排入院手术，术中病理提示为右乳浸润性癌，考虑到朱阿姨右乳的肿块比较小，仅有0.5厘米，而且为单发，距离乳头乳晕位置比较远，最终实施了右乳癌保乳根治术。

随着社会压力的不断提升和生活节奏的加快，乳腺疾病逐渐成为我国女性的一种常见疾病，其发病率近年来呈迅速上升趋势，在女性肿瘤的发病率中居首位，乳腺普查工作的广泛开展及影像学诊断技术的不断更新，乳腺疾病诊断的发现率和准确率得到不断的提升。目前，乳腺癌早期治疗的治愈率相当高，一般需早发现，早治疗。很多女性朋友单位组织体检，体检时就发现乳腺结节，心里就很紧张，实际上乳腺结节只是一种现象，并不是疾病本身。

乳腺结节包括增生性结节、肿瘤性结节、炎性结节等，约80%以良性疾病为主。出现的原因包括遗传因素、环境因素及不良生活习惯等。

❓ 如何自查乳腺结节

首先育龄期的女性朋友可以在经期9~11日后做自检，绝经期的女性朋友则建议每月选择固定的一天检查。可以在沐浴时进行自检，正确的乳腺自检方式为：

- 伸出手掌，用示指、中指、环指末端的两个指节，拿三个手指掌面来进行自检，采用小圆周螺旋或上下移动，双手交替进行，触及肿块的时候可以用手指去感受一下肿块的活动度、大小、边界。
- 在明亮的光线下，面对镜子观察乳房、乳头、乳晕皮肤有无脱皮或糜烂，乳头是否提高或回缩。
- 避免用手捏乳房，这种错误的自检方式很容易误触出一个包块，最后变成自己吓自己。

❓ 自己摸到的肿块是结节吗

首先联系上个问题的答案，错误的自检方式容易摸到一个假的不存在的结节，这个时候摸到的肿块当然就不是真的结节。那么如果广大女性朋友的自检方式都很正确，这个时候摸到的肿块，就称为乳腺结节。但是实际上可能是完全不同的疾病，比如增生性结节、乳腺囊肿、炎性结节等，最终确诊还是建议到医院请经验丰富的医生触诊，结合超声、钼靶和病理检查来明确。只有20%不到的乳腺结节是恶性结节，也就是乳腺癌。

❓ 乳腺癌和哪些因素有关

乳腺癌与遗传因素有关，家中有乳腺癌病史的容易患乳腺癌。同时对于一些月经初潮早于13岁、吸烟喝酒、经常熬夜、机体免疫力较低的女性，容易导致体内雌激素紊乱，引起乳腺癌。定期体检可以早发现，早诊断，早治疗，取得良好的预后。

Tips

（1）要注意的是，避免过度的外源性激素的摄入，尤其是雌激素制剂，以及含有动物或者植物雌激素的食物。

（2）要做到定期检查，乳房目前自检的方式，最好是每3个月做一次。时间段的选择，最好是在月经以后的1周左右，必要时需要到医院做相应的检查。

（3）45岁之前的女性，建议每年做一次乳腺超声的检查，这种检查是比较方便快捷的，同时对于腺体和腋下的淋巴结系统，都做超声学的检查。

（4）45岁以后，建议女性每年做一次钼靶的检查，这样它的精确度会相应地增加，如果有必要的话，同时做乳腺核磁的检查。一旦发现不典型的增生等癌前病变，需尽早采取手术治疗。最后，就是要保持心情舒畅，避免情志抑郁，否则会对乳腺产生一些不良的影响。

（朱永云）

30 尿路结石虽常见，如不重视有风险

关键词：结石　并发症　预防

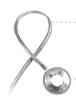 **小故事**

　　小李是一位繁忙的企业家，经常因工作原因忽视自己的健康。某日，他突然感到腰部剧烈疼痛，尿液中还带有血迹。他以为这只是疲劳过度，并未在意。

　　然而，随着时间的推移，他的症状并未缓解，反而日益加重。直到有一天，他几乎无法忍受疼痛，才去医院进行了检查。经过检查，医生告诉小李他患有右侧输尿管多发结石，右侧肾脏严重积水，正常的肾脏形态已经消失了，

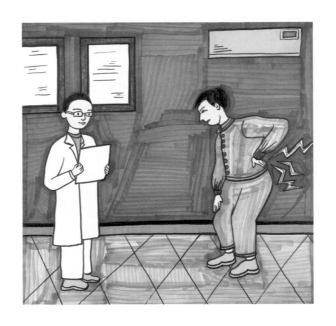

血肌酐已经升高，肾脏功能严重受损，肾脏核素检查提示右侧肾小球滤过率（GFR）仅仅只有2.32毫升/分（几乎完全丧失了功能）。

最后，小李不得不接受肾脏切除手术，免得以后随着年龄的增加及抵抗力的下降导致泌尿系统感染（尿路结石很容易继发严重的泌尿系统感染）。

❓ 尿路结石是如何形成的

简单来说，尿路结石是由于尿液中的盐分、矿物质等物质在肾脏、输尿管等部位沉积形成的。这些结石可能由单一成分组成，也可能由多种成分混合而成。尿路结石的形成与多种因素有关，包括饮食习惯、生活方式、代谢异常等。

❓ 尿路结石有哪些临床表现

根据尿路结石所处部位的不同，患者所表现出来的症状也会有所区别。

- 肾结石多无明显症状，活动明显时可见到镜下血尿或肉眼血尿，如果梗阻导致积水，可表现腰部胀痛甚至剧烈绞痛，合并感染时可出现尿频、尿急、尿痛及畏寒、发热等症状。
- 输尿管结石为肾脏结石掉进输尿管，堵塞输尿管，引起肾积水，肾脏内压力升高，合并炎症，引起剧烈的腰痛。疼痛明显时可伴有恶心、呕吐、面色苍白、呼吸急促等症状，这种疼痛是无规律的，可以反复发作。
- 膀胱结石最为典型的表现为排尿时尿流中断和尿痛，甚至出现尿潴留。
- 尿道结石表现为排尿困难或尿潴留的出现，男性前尿道结石可在阴茎的腹侧触摸到较硬的肿块。

❓ 尿路结石的治疗有哪些

尿路结石的大小、位置和成分都会影响治疗方案的选择。临床医生会根据患者结石的位置、大小、梗阻的程度来选择不同的微创方法。

微创手术碎石如输尿管硬镜、输尿管软镜、经皮肾镜等碎石技术基本可以解决所有的尿路结石。除了手术碎石取石外，还有其他治疗方法可供选择。体外冲击波碎石是一种无创的治疗方法，通过高能冲击波将结石击碎成小碎片，随尿液排出体外。对于较小或某些类型的尿路结石，药物治疗可能起到一定的溶解或排出作用。

❓ 尿路结石如果不及时治疗会怎样

首先，结石本身会刺激尿路黏膜，导致尿频、尿急、尿痛等症状。结石长期刺激尿路上皮，使上皮脱落、组织溃疡，刺激输尿管壁息肉形成，造成输尿管狭窄，严重的还可能引起癌变。

其次，结石还可能引起尿路感染、肾积水等并发症，进一步损害肾脏功能。如果肾积水严重且长期得不到有效治疗，可能会导致肾脏丧失功能，甚至需要切除肾脏。尿路感染严重会引起结石性肾盂肾炎、肾积脓、肾周围炎、肾周围脓肿，最终完全毁坏肾实质，严重的出现败血症或脓毒血症，更严重的可以导致感染性休克，病死率就更高了。

❓ 如何积极预防尿路结石呢

首先，要保持良好的生活习惯，多喝水、勤排尿，尽量避免长时间憋尿。饮食上注意控制摄入高嘌呤、高脂肪和高草酸的食物，如动物内脏、豆制品、菠菜等。其次，保持适当的运动量也有助于预防尿路结石的形成。此外，定期进行体检也是预防尿路结石的重要措施。通过尿液检查和超声检查等手段，可以及时发现尿路结石的存在。

> **Tips**
>
> 尿路结石虽常见，但如果不重视其存在和及时治疗，可能会引发严重的后果。通过保持良好的生活习惯、适当的运动和定期检查，我们可以有效预防尿路结石的发生。一旦出现尿路结石的相关症状，应及时就医并积极配合医生的治疗建议。记住，关注尿路结石，保护我们的肾脏健康。

（田进军）

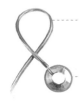

31 前列腺炎袭扰频，谨防久坐不锻炼

关键词：前列腺炎　预防

📖 小故事

　　小李是位IT"码农"，平时经常久坐熬夜，饮食也不规律，最近一段时间经常尿频、尿急、排尿疼痛，有时候尿道口还会有分泌物，小腹部、会阴部还会出现疼痛不适等症状，这给小李的身心带来深深的煎熬。

　　"医生，我昨天吃了火锅之后晚上回家总是想尿尿，尿又尿不出多少尿来。"

　　"医生，我最近小肚子和肛周总是胀痛胀痛的，有时性生活之后还会一抽一抽地痛。"

　　"医生，我感觉睾丸那里总是隐痛，搞得我觉也睡不好。"

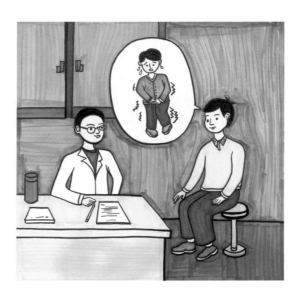

前列腺作为男性生命腺体，前列腺炎的发生率很高，有近半数的男性，一生中会遭遇"前列腺炎"的困扰，而其高发年龄为31~40岁。那么，前列腺是什么？前列腺炎又为何如此普遍？今天就带大家了解这些问题。

❓ 什么是前列腺

前列腺是男性独有的性腺器官，它的形状就像一颗底朝上、尖朝下的板栗。吃过板栗的朋友都知道，它有一层坚固的外壳。同样地，前列腺也有"壳"，这就是前列腺的被膜，它就像铠甲一样，保护前列腺免遭细菌、病毒等外来的伤害。前列腺可以说对男人至关重要，主要有这几方面作用。

- 参与排尿、控尿：前列腺和膀胱、尿道合作，控制、协调排尿功能。如果你发现排尿异常，水龙头本来是正常开阖，突然变成滴答淋漓不尽，或者尿频，一天小便一二十次，尿不尽，就有可能是前列腺出问题了。
- 参与排精：前列腺液是精液的主要成分，在精子的生存、活动和受孕等功能中有非常重要的作用，且前列腺配合尿道和射精管等协助排精。

因此前列腺非常重要。如果前列腺生病了，是很折磨人的。

❓ 什么是前列腺炎

前列腺炎是一组疾病，包括急性细菌性前列腺炎、慢性细菌性前列腺炎、慢性前列腺炎（慢性骨盆疼痛综合征）等。前列腺炎好发于青春期至老年期，有近半数的男性，会受到前列腺炎的影响。其中，慢性前列腺炎最为普遍。

- 急性前列腺炎可表现为尿频、尿急、尿不尽、尿痛、排尿困难、腰背酸痛、会阴部胀痛、畏冷发热。但急性前列腺炎占前列腺炎中的比例较小，大部分为慢性发病，即一开始就是慢性前列腺炎。
- 慢性前列腺炎症状多种多样，无特异性，个别可无症状，多数患者有以下一种或者数种症状：不同程度的尿频、尿急、尿不尽、尿痛等症状，早晨起床时尿道外口常有稀薄水样分泌物或有较浓厚的乳白色黏液，排尿时膀胱和会阴部有不适感，肛门、耻骨上下区、下腹部、腰骶部、腹股沟区、大腿内侧及睾丸也可能隐痛或有不适感。少数患者还可出现性功能减退，如早泄、遗精、射精后疼痛，偶尔出现血精。

❓ 为什么会发生前列腺炎

- 不健康的饮食习惯：许多男性的口味偏重，喜欢吃辛辣刺激的食物，适量食用辣椒等食物对健胃消食有一定的帮助。但若是摄入过量，不仅会伤及肠胃，前列腺处的血管也可能因此长期处在充血扩张的状态，长时间如此，便会增加患上前列腺炎的风险。

- 过量饮酒：现在的生活节奏越来越快，不少男性的压力都很大，因而在酒桌上推杯换盏已成为常态。过量饮酒也会导致前列腺处的血管充血，从而诱发前列腺炎。

- 不良的生活方式：影响前列腺健康的生活方式有很多种，比如长期久坐。长时间久坐会使得男性的前列腺一直处于被压迫的状态，导致会阴部血液循环变慢，容易出现前列腺慢性充血，局部代谢产物堆积，前列腺腺管排泄不畅，继而诱发前列腺炎。

- 不规律的性生活：如果性生活过于频繁或手淫的频率过高，前列腺就会一直处于充血和水肿的状态，时间一长，便可能出现前列腺炎。虽然性生活过于频繁有损前列腺，但若是长时间没有性生活也不利于前列腺的健康。这是因为前列腺液和其他的代谢产物未能及时分泌，最终还是会令前列腺不断充血和水肿，增加患上前列腺炎的风险。射精前中断性交、体外排精，同样会影响前列腺健康。

Tips

　　前列腺炎的症状很影响患者的生活质量，持续稳定的生活方式管理可以帮助保持前列腺健康。

　　（1）避免久坐。

　　（2）少吃辛辣刺激性食物、少喝饮料。

　　（3）多喝水、多吃新鲜蔬菜水果。

（4）适度、规律的性生活。

（5）调节好心态。

（6）适度的体育锻炼。

（7）注意保暖，避免过度劳累。

（夏圻儿）

32 难言之处有增生，尿短无力如迎风

关键词：前列腺增生　预防　尿无力

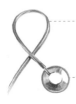 小故事

有一位年过六旬的老先生，名叫张伯。张伯年轻时是个勤劳的农民，日出而作，日落而息。然而，随着年龄的增长，他开始遭受一种难以启齿的困扰——排尿困难。

张伯发现自己的尿线越来越短，排尿时几乎没有力度，尿流如同被风吹过一样无力。每次上厕所都让他痛苦不堪，这种症状给他带来了巨大的生活压力。他曾经尝试过各种偏方和土法，但都无法改善这一症状。在多次的羞于启齿后，他终于决定向医生寻求帮助。经过一系列的检查，医生诊断他为"前列腺增生"。

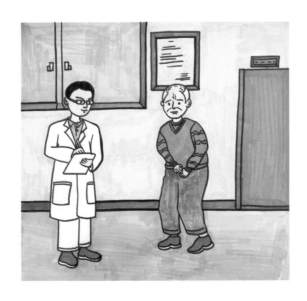

前列腺增生是一种常见的男性疾病，多见于中老年男性，症状包括尿频、尿急、尿不尽、排尿困难等。医生解释说，随着年龄的增长，前列腺会逐渐增生，压迫尿道，导致排尿困难。对于张伯的情况，医生建议进行药物治疗和行为疗法。药物治疗可以帮助缓解症状，而行为疗法则包括改变生活方式和饮食习惯。张伯积极配合治疗，并开始注意饮食和生活习惯的调整。几个月后，张伯惊喜地发现自己的排尿困难症状有了明显的改善。尿线变长了，排尿也更有力了。他感慨万分，后悔没有早点寻求医生的帮助。

前列腺增生是男性生殖系统的一种常见疾病，主要发生在老年男性群体中。它的发生与多种因素有关，如年龄、遗传、环境等。前列腺增生是一种慢性疾病，其发展过程缓慢，通常需要数年或更长时间才能形成明显的症状。

❓ 前列腺增生的临床表现有哪些

- 尿频：尿频为前列腺增生的最早表现，首先为夜间尿频，随后白天也出现尿频。后期膀胱逼尿肌失代偿后剩余尿增多，膀胱有效容量减少，也使尿频更加严重。
- 排尿困难：进行性排尿困难为该病的显著特点，表现为排尿起始延缓、尿线变细、射程缩短、尿后滴沥等。
- 血尿：前列腺黏膜上毛细血管充血及小血管扩张，并受到膀胱充盈、收缩的牵拉而破裂出血。合并膀胱肿瘤时也会出现血尿。

国际前列腺症状评分（IPSS）：询问患者有关排尿的7个问题，根据症状

国际前列腺症状评分

症　状	无	少于1/5	少于1/2	约1/2	多于1/2	几乎总是
（1）过去1个月排尿不尽感次数	0	1	2	3	4	5
（2）过去1个月排尿后2小时内又要排尿次数	0	1	2	3	4	5
（3）过去1个月排尿时中断次数	0	1	2	3	4	5
（4）过去1个月排尿不能等待次数	0	1	2	3	4	5
（5）过去1个月感觉尿线变细次数	0	1	2	3	4	5
（6）过去1个月感觉排尿费力次数	0	1	2	3	4	5
（7）过去1个月夜间睡觉时起床排尿次数	0	1	2	3	4	5

严重程度对每个问题进行评分（0~5分），总分为0~35分（无症状至非常严重的症状）。其中0~7分为轻度症状，8~19分为中度症状，20~35分为重度症状。

❓ 前列腺增生的患者如何治疗

- 药物治疗：患者需在医生指导下用药，常用药物有坦索罗辛、多沙唑嗪、非那雄胺、托特罗定、索利那新、普适泰等。
- 手术治疗：手术为良性前列腺增生的重要治疗方法，适用于具有中、重度下尿路症状并已明显影响生活质量的前列腺增生患者。常用的手术方法有经尿道前列腺电切术、经尿道前列腺激光剜除术等。
- 中医治疗：中医认为良性前列腺增生患者多合并有肾虚、中气不足、血瘀和湿热。患者可在专业中医的指导下，选择服用中药、针灸、艾灸、按摩等方法进行治疗。

Tips

前列腺增生的预防有以下几点。

（1）饮食均衡：饮食上科学化管理和搭配，多吃素菜、新鲜水果和粗粮，少吃高脂肪、高油的食品。

（2）及时补充水分：体内缺水，不利于排尿对尿路的冲洗，会增加尿浓度而形成尿结石。

（3）养成良好生活习惯：作息规律，劳逸结合，养成健康良好性生活习惯，注重骨盆、会阴肌以及腹肌和腰骶部肌肉的运动。

（4）不可久坐：经常久坐，会加重痔疮等疾病，还容易造成前列腺充血，导致排尿困难。

（5）不可憋尿：憋尿不仅会导致排尿困难，诱发急性尿潴留，还会增加尿液浓度，引发其他生殖感染疾病。

（李　军）

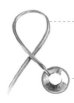

33 前列腺癌早筛查，及时诊治莫延误

关键词：前列腺癌　预防

📖 小故事

　　陈老伯退休多年，最近感到尿流变得细小，且经常夜间起床小便。他以为这是年龄增长的正常现象，直到最近一次，陈老伯因尿路感染来到医院就诊，检查过程中，被查出前列腺特异抗原（PSA）比正常上限增长了6倍多。经过穿刺活检后，病理显示，陈老伯确诊为"前列腺癌"，但他的前列腺癌属于分化比较好、恶性程度比较低的肿瘤，最终接受了根治手术，成功克服了癌症。

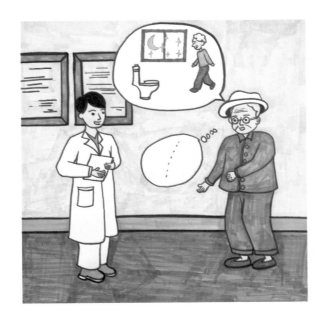

？ 怎样才能尽早发现前列腺癌

前列腺癌是"隐形杀手"，八成男性患了前列腺癌却不自知。前列腺在人体功能上承担着重要的角色，与男性生殖功能息息相关，被称为男性的"生命腺"。前列腺癌是男性特有疾病，平均初诊年龄在72岁左右，分布在69~75岁这个区间，但很多患者在被确诊前列腺癌时都表现得非常震惊，他们说此前身体没有任何不适，只是做体检就查出癌症，这是为什么呢？事实上，前列腺癌就是这样一种特殊的癌症，它被称为"沉默的癌"，那就是"症状隐蔽，后果严重"。

但大多数前列腺癌具有临床侵袭性，如果早期阶段没有被确诊并及时治疗的话，肿瘤组织就会逐渐无节制生长，穿透前列腺包膜，侵犯到膀胱、直肠等，此时会出现排尿困难、血尿等一系列症状，但是程度往往比较轻微，还是可能被患者忽视。

随着肿瘤的进一步发展，还可能会出现远处转移症状，前列腺癌最常见的远处转移是骨转移，如脊柱、骨盆、肋骨等，此时就会引起转移部位的疼痛，而且由于肿瘤对骨质的破坏，很容易引起转移灶所在部位的病理性骨折，如果这时再发现就已经是晚期了。

？ 前列腺癌有哪些临床症状呢

老年男性当身体出现以下四种情况时要多加留意。

- 排尿异常：患者出现尿频、尿急、尿痛、排尿费劲、尿不尽、夜尿增多等排尿异常的症状，一定要引起重视，不要简单地认为是前列腺增生的症状，如果是年龄超过50岁的男性，还是建议做一次前列腺特异性抗原的检测。

- 下腹痛、会阴部疼痛：当肿瘤侵犯浸润到周围组织，特别是直肠和膀胱的间隙时，就会压迫到该间隙中的前列腺器官，导致出现下腹痛、会阴部疼痛等症状，当然这些都是肿瘤晚期的表现了。

- 其他部位疼痛：随着病情发展，到后期就会出现转移症状，转移到不同的部位，导致的症状也会不同，比如转移到骨骼部位，就会引发相应骨骼部位的疼痛症状。

- 全身症状：前列腺癌发展到最后会引起全身症状，比如浑身乏力、体重减轻、头晕等，严重时还会出现进行性贫血，影响患者的睡眠和正常饮食。

如何预防前列腺癌

早筛早诊是关键，目前前列腺癌的筛查方式主要有三类，第一是通过血液化验进行监测，临床上可用前列腺特异性抗原（PSA）进行定期监测；第二是通过经直肠前列腺指检；第三是通过影像学筛查，如磁共振检查、经直肠超声检查等，综合以上监测指标，可评判前列腺癌的患病情况。

结合患者病史及以上检查，如果医生怀疑患者患有前列腺癌，会建议患者做前列腺穿刺活检。通过病理学观察和分析，对前列腺组织的性质、类型、分化程度、分级等做出明确判断，其结果对前列腺癌的诊断、治疗和判断预后有很重要的意义。

对于前列腺癌的早诊，由于如今出现了年轻化的趋势，因此筛查年龄也要提前，我们建议，50岁以上的中老年男性应该每年做一次前列腺肿瘤筛查；家族中有前列腺癌患者，应在45岁以上就进行前列腺肿瘤筛查，发现异常一定要到医院就诊，这一点非常重要。

Tips

前列腺癌虽然是一种恶性肿瘤，但对于绝大多数患者来说，早期发现并进行有效治疗，就能够获得长期的无瘤生存或者带瘤生存。因此定期进行防癌筛查，做到早发现、早诊断、早治疗，尤为重要。

（夏圻儿）

第七篇

风湿免疫系统篇

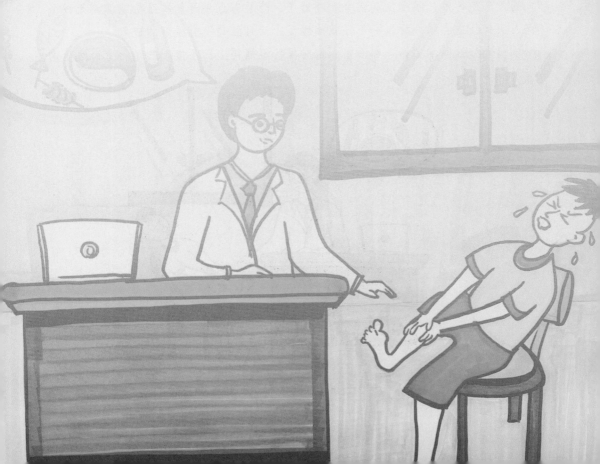

34 脚趾关节红肿痛，健康饮食防痛风

关键词：痛风　嘌呤　预防

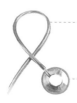 **小故事**

　　大壮是肾内科门诊的"常客"，记得大壮第一次来门诊是5年前了，当时他还在读大学。那次来就诊是因为两天前的晚上同学聚会，吃了海鲜烧烤，又喝了三瓶啤酒，半夜回到宿舍就睡着了，凌晨五点半开始脚趾头就像被无数个大头针扎进去了一样，一下子就疼醒了，而且丝毫没有缓解的迹象。

　　大壮被同学"抬"到诊室，这时候已经痛得上气不接下气了。急诊医生询

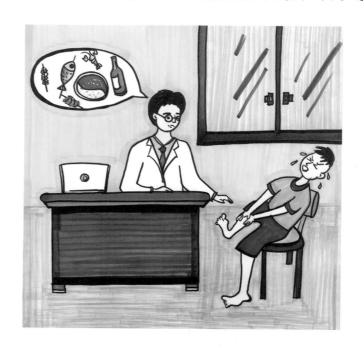

问了病史，做了肾功能检测，结果显示尿酸716微摩尔/升（尿酸的正常值通过酶法检测男性在150~416微摩尔/升，女性89~357微摩尔/升），大壮这是痛风急性发作了。虽然通过治疗当天疼痛就有所缓解，但是他就是那种典型的好了伤疤忘了疼的人。自此大壮就成了肾内科门诊的"常客"。

什么是痛风

痛风是由于尿酸结晶沉积于关节处，继而导致关节出现红肿热痛。常见于跖趾关节、膝关节、肘关节、手指关节等部位。引起痛风的原因主要有药物诱发因素、其他疾病诱发、过量饮酒、摄入富含嘌呤的食物、经常熬夜等。

如何预防痛风

一般来说，痛风可以通过合理饮食、适当运动以及口服药物的方式防治，其中最重要的就是饮食控制。所以，痛风患者一定得学会怎么"吃"。

- 减少食物中的嘌呤摄入：建议痛风急性发作的患者每日嘌呤摄入量不高于150毫克，而痛风缓解期和无症状的高尿酸血症可以适当放开饮食。大多数动物内脏和水产类、部分肉类食物的嘌呤含量较高，建议血尿酸指标较高的患者或者处于痛风急性发作期的患者尽量避免食用。
- 水煮可以减少肉的嘌呤含量，荤汤喝不得：嘌呤是溶于水的，水煮可以使食物中部分的嘌呤溶于水中，所以荤汤（火锅汤）尽量不吃或者少吃。尤其是高嘌呤或者中嘌呤的食物可以通过开水煮过后再食用，将汤汁弃去。
- 多饮水：高尿酸患者建议每日保证充足的饮水量，每日饮水至少2 000毫升。如果夏天出汗较多或者是肾结石患者，还需增加饮水量，保证每日尿量不少于1 500毫升。
- 少食甜饮料、甜点、糖果：市面上许多甜饮料（果汁、可乐等）、蛋糕、糖果等都含有丰富的果糖，果糖可以加速嘌呤合成，使血尿酸水平升高，同时还会造成尿中尿酸排泄减少。尤其是蛋糕，不但含糖量高，它的奶油属于高脂食品，而高脂饮食也可以造成尿酸排泄减少。
- 限制饮酒：酒精可以造成血液浓缩，还可以在体内生产乳酸，乳酸可以导致尿酸排泄减少。因此要限制饮酒，尤其是啤酒和蒸馏酒（白酒）。

- 关于咖啡和茶：目前一些研究发现咖啡能降低尿酸生成，因此血尿酸升高的患者目前不必限制咖啡的摄入，但我们并不鼓励患者通过过度饮用咖啡来降低痛风的发作。关于喝茶对血尿酸的影响，目前仍有争议，但是饮用淡茶不必限制。

- 进行体重管理：超重或肥胖的患者应缓慢减重，达到并维持正常体重。适量运动，改变久坐少动习惯、循序渐进地运动。

Tips

（1）若出现关节痛风石形成，建议积极治疗。对痛风石较大，压迫神经或皮肤表面破溃、久治不愈者可考虑手术。

（2）本病预后相对良好，慢性期病变有一定的可逆性，长期规范达标治疗可减少心血管及其他脏器并发症的风险。

（陆璟园）

第八篇

皮肤系统篇

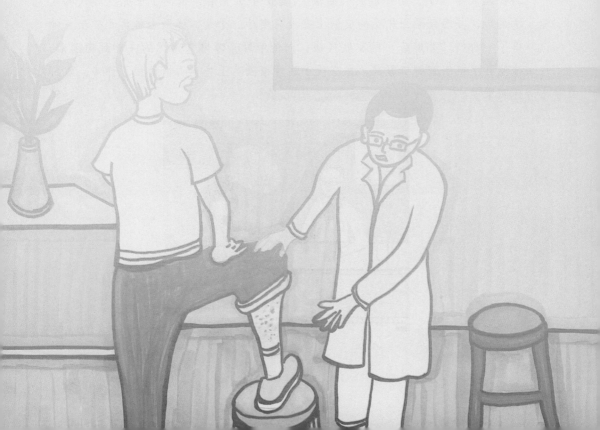

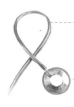

35 若隐若现荨麻疹，皮肤瘙痒很难忍

关键词：荨麻疹　过敏　风团　瘙痒

📖 小故事

　　陈医生上午刚开诊，就进来了一位患者王先生。王先生一坐下，就告诉陈医生说："昨天晚上全身突然长了许多小包块，痒得无法睡觉，大约3小时后，小包块慢慢不见了。今天早上起床后发现小腿上又有两个包块，又开始痒了，这会儿又不见了。不知道怎么回事。"陈医生听完后，询问了王先生昨天的生活起居，并检查了王先生的皮肤上并没有皮疹。于是，陈医生告诉王先生，他得了一种叫"荨麻疹"的皮肤疾病，向他解释了荨麻疹常见的一些致病因素，给他开了抗组胺的口服药，并交代了注意事项。王先生心情放松了许多，取好药回家了。

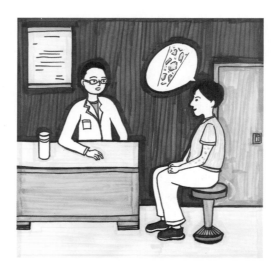

❓ 荨麻疹是一种什么样的皮肤疾病

荨麻疹是一种常见的皮肤病。俗称为风疹块，表现为皮肤上突然出现了隆起的小包块。这种小包块可以在1~2小时内，最长不超过1天就能消退，而且起包块的地方在消退后没有任何痕迹，皮肤科医生称它为"风团"，也就是荨麻疹。风团是荨麻疹的唯一皮肤表现，常同时伴有瘙痒。荨麻疹除长在皮肤上之外，少数严重的患者还会出现恶心、呕吐、腹痛、腹泻、胸闷、休克等症状，甚至危及患者的生命，需要引起足够的重视。

❓ 生活中哪些因素会引起荨麻疹

首先是食物，是引起荨麻疹的常见原因，如鱼、虾、蟹、贝壳类、蛋类等蛋白质；柠檬、芒果、西红柿等蔬菜水果；腐败的食物和食品添加剂与防腐剂等。其次是各种感染如细菌、真菌、病毒、寄生虫等均可导致荨麻疹的发作，幽门螺杆菌感染在少数患者可能是重要的因素。药物如青霉素、解热镇痛类、血清制剂、疫苗，甚至一些中药等都可以引起荨麻疹。外界的各种环境因素，一些物理因素如压力、冷、热、日光、震动等，身体患有系统性红斑狼疮、甲状腺疾病、肿瘤等也可以引起。昆虫叮咬、劳累或精神紧张同样也可以诱发荨麻疹。极少数患者荨麻疹与遗传有关。

❓ 急性荨麻疹与慢性荨麻疹怎么区别

患者突然发生荨麻疹，通常有明确的原因，如吃某些食物或服用某些药物，也可能是感染和环境等因素，经过不超过6周的时间，风团皮疹不再发生，病症完全消退了，这就是急性荨麻疹。若患者风团反复发作每周至少2次，持续时间超过6周，就称为慢性荨麻疹，有的患者风团反复发生，长达数年或数十年之久。急性荨麻疹与慢性荨麻疹的发病机制并不相同，皮疹发作持续的时间也就不同。

❓ 得了荨麻疹该怎么治疗

无论是急性还是慢性荨麻疹，治疗首先选择抗组胺药物。难治性荨麻疹需要选择其他的药物进行治疗。急性荨麻疹经治疗后，风团与瘙痒多控制良好。

对于慢性荨麻疹，尽量要观察风团发作的规律，应该在风团发生前1~2小时，依据所选用药物的起效时间提前服药，同时有明显瘙痒感的患者，每晚睡前服用1片第一代抗组胺药物，连续1~2周，如果皮疹和瘙痒控制良好，则可尝试药物减量。具体选择哪一种药物或者需要联合用药，什么时候服用，服用后何时减量，怎么减量，皮疹控制不了如何调整药物等，应咨询医生，方可取得良好的治疗效果。

Tips

（1）荨麻疹是一种常见的皮肤病，急性荨麻疹治疗后病情极易控制，如果出现憋气、胸闷、呼吸困难、腹痛等应立即就诊。慢性荨麻疹病程较长，瘙痒会影响睡眠，降低生活质量。患者应积极治疗，及时控制病症，提高生活质量。

（2）食物是引起荨麻疹的原因之一，但在未明确某一种食物或某一类食物为过敏原时，不应对食物过于忌口。

（3）慢性荨麻疹病程虽然较长，但不是终身疾病，经治疗是可以控制瘙痒与风团发作的。应调整好心态，增强治疗信心，尽早治愈。

（徐顺明）

36 潮湿瘙痒皮疹起，防治湿疹不容缓

关键词：湿疹　瘙痒

 小故事

　　邻居张大爷的小腿皮肤一直很痒，最近裤子总是有点湿湿的，于是，张大爷的儿子带着张大爷到皮肤科就诊。梁医生问张大爷痒了多久，张大爷说快2个月了。梁医生检查时发现张大爷两只小腿伸侧的皮肤都比较厚，还有抓痕与血痂，大约掌心大的范围内有潮湿渗液。梁医生告诉他们，张大爷得的是"湿疹"。接着，梁医生给张大爷开了口服与外用的药物。3天后，张大爷腿上的皮疹逐渐干燥，也不怎么痒了。

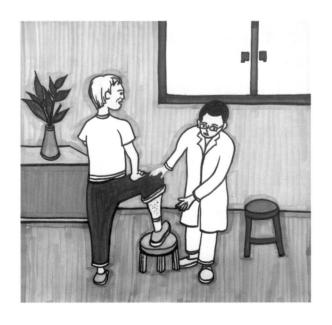

湿疹长什么样子

湿疹有许多特点，常常表现为皮疹多形性、对称性，而且特别痒。根据皮疹有没有潮湿渗液、是不是增厚情况，又分为急性湿疹、亚急性湿疹和慢性湿疹。急性湿疹的皮疹表现为潮红肿胀、丘疹、丘疱疹，有渗出，有时渗液很明显，皮疹形态多种多样。慢性湿疹则表现为皮肤粗糙增厚，呈皮革样，皮疹偏褐色。亚急性湿疹的皮疹介于急性和慢性之间。主要是皮疹以小丘疹、小丘疱疹为主、密集成片，渗液很少，也会有脱屑等。

身体上哪些部位容易长湿疹

湿疹可以为局限性的也可以泛发全身。局限性湿疹是仅仅发生在特定部位，可以根据部位命名：如手部湿疹、小腿湿疹、乳房湿疹、阴囊湿疹、外阴湿疹、耳部湿疹、肛周湿疹等。泛发性湿疹主要指皮疹泛发或散发在全身多个部位。

湿疹是怎么引起的

引起湿疹的原因很复杂，是多方面的，有的随着时间的推移可以找到病因。但大部分患者都找不到原因，给治疗带来一定的困难。现在，许多的湿疹都被归为"特应性皮炎"——一种具有遗传过敏特点的疾病。

一般来说，湿疹的发病原因有内在因素和外在因素，两者之间可以单独引起，也可以互相作用。内在因素主要包括过敏性体质、各种感染、内分泌功能失调、胃肠功能紊乱、精神紧张、过度疲劳、失眠、情绪变化等。外在因素包括饮食、空气、日光照射、寒热、多汗、搔抓、摩擦以及动物的皮毛、植物的花粉和毛絮，还有日常使用的化妆品、肥皂、化学物质等。有些外用药使用不当，也可引起湿疹样的改变。

得了湿疹该怎么治疗

对湿疹的治疗有很多手段，药物治疗是主要方法，包括内服和外用药物。可以口服抗过敏药和止痒药物，严重的皮疹，如没有禁忌证，依据病情可以短期适量给予糖皮质激素内服。外用治疗药物种类也很多，有激素和非激素制剂，根据皮疹形态、范围、部位、年龄和性别等选择药物。选择外用药时，选对药物固然重要，正确的剂型选择也非常重要，否则，即使选对药物，选择的剂型不合适也会使皮疹加重。所以，得了湿疹应尽早就医，以免误用药物加重病情。对皮肤干燥引起的老年性湿疹要每天外用润肤乳，保持皮肤滋润。湿疹还可以使用药物联合物理治疗方法进行治疗。

Tips

（1）湿疹是一种非常瘙痒的、急性期容易发生潮湿渗液、慢性期皮肤逐渐肥厚的皮肤疾病，可以局限于身体的某个部位，也可以泛发全身。

（2）得了湿疹应尽早就医，在医生的指导下用药可以使皮疹尽早消退。

（3）积极查找并祛除病因，保持良好的心态，养成良好的生活习惯。

（4）湿疹患者应少吃辛辣刺激饮食，在皮疹严重时更要避免食用。同时避免用热水洗烫，切勿搔抓，热水洗烫和搔抓都会使皮疹加重。另外，应适量涂抹润肤剂，加强皮肤的护理。

（徐顺明）

第九篇

眼耳鼻喉系统篇

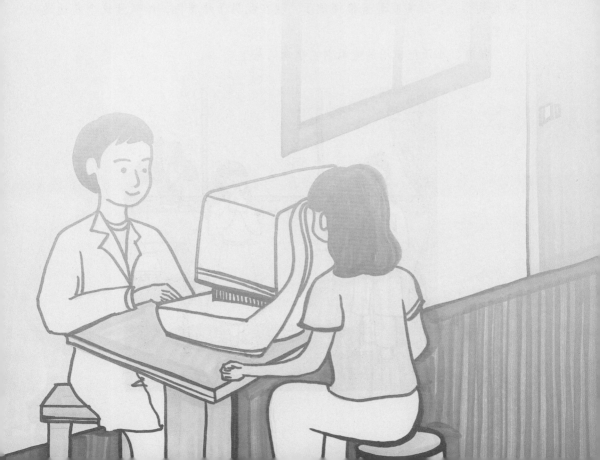

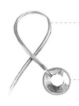

37 鼻塞鼻痒流鼻涕，鼻炎最恨不通气

关键词：鼻炎　鼻塞　预防

📖 小故事

小汤："医生，我天天鼻塞，早上起床或者遇到粉尘总是打喷嚏，有时候连续几十个喷嚏，头胀不适，直流眼泪，鼻子还痒，总是想挠鼻子，真的很影响我的生活，你看我鼻子都挠破了。现在我鼻子堵得慌，给我开这个药通通气吧。"

接着，小汤把常用的喷鼻剂空瓶拿给医生。

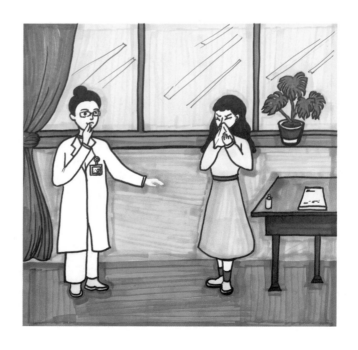

张医生："盐酸羟甲唑啉鼻喷剂，你用它多久了？"

小汤："用了快半年了，以前也没找医生看过，自己在药店买了喷，开始用这个喷效果很好，马上通气了，但还是打喷嚏，鼻痒也解决了。最近也不知道怎么的，喷了还是鼻塞，所以今天我找您，希望能根治我这个毛病。"

检查完鼻腔，张医生发现小汤鼻腔黏膜水肿非常明显，用药物收敛后鼻甲还是特别肿大。

张医生："从检查看你是变应性鼻炎，而且，由于你长期使用盐酸羟甲唑啉鼻喷剂，现在同时合并药物性鼻炎，治疗可能更加困难。"

像小汤这样的患者门诊经常会遇到，如果不正规治疗可能会在原有疾病基础上出现新的疾病，增加治疗的难度。

❓ 什么是变应性鼻炎

变应性鼻炎也就是我们常说的过敏性鼻炎，是特应性个体暴露于过敏原后，主要由免疫球蛋白E（IgE）介导的鼻黏膜非感染性慢性炎性疾病。症状包括喷嚏、清水样涕、鼻痒和鼻塞。如不能很好地控制将会导致支气管哮喘、过敏性结膜炎、慢性鼻窦炎、上呼吸道咳嗽综合征、分泌性中耳炎等相关疾病。

❓ 如何避免变应性鼻炎的发作

避免接触过敏原和各种刺激物，是变应性鼻炎防治的重要组成部分。对于尘螨过敏患者，保持室内清洁、空气流通、勤晒被褥，空调过滤网定期清洗，远离毛绒玩具，不用地毯，避免使用纺织沙发，季节交替橱柜内衣物晾晒后再穿，定期使用除螨设备清理床垫、床单、被褥和枕头等。花粉过敏患者应关注当地的花粉信息预报，在花粉大量播散期间尽量居家并关闭门窗，外出时佩戴防护口罩和防护眼镜，鼻腔使用花粉阻隔剂；回家进入室内前要清理掉衣服和头发上的花粉，并进行鼻腔盐水冲洗、洗脸和漱口。对宠物（尤其是猫）过敏原过敏的患者，最好停止饲养，或将其饲养于户外，让其远离卧室，保持宠物及其环境清洁。

Tips

（1）变应性鼻炎可以通过皮肤试验、血液检测、鼻激发试验等进行过敏原检测，阳性结果可明确主要过敏原。

（2）变应性鼻炎虽然目前尚不能彻底治愈，但通过规范化的综合防治，患者的各种症状可得到长期控制，并可显著改善生活质量。

（3）如鼻塞困扰不宜长期使用盐酸羟甲唑啉鼻喷剂，盐酸羟甲唑啉鼻喷剂属于减充血剂，可以快速缓解鼻塞，但长期过量使用可导致药物性鼻炎，使用次数越来越多，鼻塞反而越来越严重，最终形成增量减效的恶性循环。

（张剑伟）

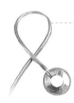

38 喉炎发作声嘶哑，咽部不适似卡痰

关键词：喉炎　喉镜

📖 小故事

诊室里，老刘指着喉咙，声音嘶哑地说："医生，我嗓子又哑了，一讲话多就发作，喝点酒或者多抽几根烟，也要发作的，能帮我仔细看看到底是怎么回事啊？"

崔医生："您这样反复发作有多久了？"

老刘："哎呦，这个断断续续有半年多了，之前休息几天就好了，也没在意。最近越来越频繁了，喉咙还不舒服，感觉有痰，可是也咳不出什么来。"

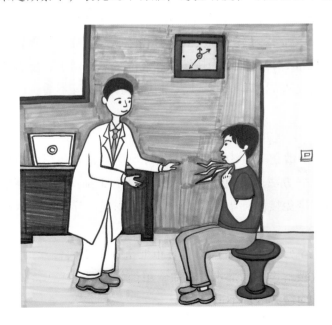

崔医生："平时有没有流鼻涕或者打嗝反酸之类的其他症状？"

老刘："也就感冒的时候会流鼻涕，反酸倒是经常有的，喝完酒会更厉害一些。"

崔医生根据老刘的情况，为他做了喉镜检查，仔细查看了声带情况，报告显示老刘双侧声带明显肥厚，喉部黏膜也充血肥厚，声门闭合不佳。病因找到了：从检查结果看，老刘是慢性喉炎，很可能是长期咽喉反流引起的，治疗上不仅要针对嗓音，更要针对病因治疗。

像老刘这样的患者门诊经常会遇到，如果不找准病因针对性正规治疗，不仅声音嘶哑无法缓解，还可能会在原有疾病基础上增加新的疾病，增加治疗的难度。

慢性喉炎是耳鼻咽喉科的常见病、多发病，是严重影响广大患者生活的疾病之一。随着环境及空气质量的降低，社会交往频繁和生活节奏加快，近年来其发病率和复发率都有增高趋势，尤其是职业用嗓工作者发病率较高。

❓ 什么是慢性喉炎

慢性喉炎是指喉部的慢性非特异性炎症，病因不明确，可能与长期高负荷用声、急性喉炎反复发作、有害气体或粉尘刺激及邻近器官组织慢性炎症刺激等因素有关。主要症状为不同程度的声音嘶哑，晨起症状较重，多讲话又使症状加重，呈间歇性，日久演变为持续性；喉部分泌物增加，患者会反复清嗓或咳嗽；部分患者还可能伴有咽喉干燥、刺痛、异物感等不适。

❓ 慢性喉炎如何治疗

- 病因治疗：改善不良生活习惯，去除刺激因素。包括发声休息，纠正不正确的发声方法，避免过度用嗓；减少咖啡因、碳酸、酒精和酸性食物摄入量；避免接触刺激性气体或粉尘；积极治疗鼻炎、咽炎、咽喉反流等疾病。
- 局部雾化治疗：声嘶症状明显时布地奈德单用或合并抗生素雾化吸入，可以有效缓解声带局部水肿充血，单纯气道湿化也可降低声门分泌物的黏度，从而缓解喉部不适症状。

- 药物治疗：常用口服药物有金嗓散结胶囊、黄氏响声丸、清喉利咽颗粒等。
- 手术治疗：对声带肥厚明显且声嘶严重者或经保守治疗无效的慢性肥厚性喉炎患者，可考虑手术治疗。
- 嗓音训练：在声学专业人员指导下学习正确、科学的发声方式并养成习惯，重新建立起与发声相关器官之间的平衡，达到改善嗓音、巩固治疗效果和预防复发的目的。

Tips

（1）声音嘶哑的患者均应进行电子喉镜检查明确声带及喉部情况，排除声带息肉、喉肿瘤、声带麻痹等疾病，必要时需加做动态喉镜。

（2）保持良好生活习惯至关重要，抽烟与多种喉部疾病密切相关。

（3）长期用声者要注意正确的发声方法，感冒期间尤须注意。

（崔　彪）

39 视力下降眼压高，青光眼病来报到

关键词：青光眼 眼压 预防

📖 小故事

门诊来了一位中年女患者。

病人："医生，我左眼突然很痛，看不清东西了。"

医生："头痛吗？有恶心呕吐吗？"

病人："是的，头也痛，感觉恶心想吐。"

医生："我来给你检查一下眼部情况。"

根据检查结果，医生最后诊断该患者为原发性闭角型青光眼（左眼急性发作期），给予静脉滴注甘露醇，毛果芸香碱滴眼液和美开朗滴眼液等降眼压药物治疗后，患者症状缓解，建议眼压控制稳定后行抗青光眼手术。

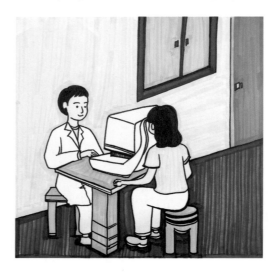

❓ 什么是青光眼

青光眼是一组以病理性眼压增高导致视神经萎缩、视野缺损及视力下降为共同特征的视神经疾病。青光眼是世界范围内第一位不可逆致盲眼病，也是导致人类失明的三大致盲眼病之一。我国是全球青光眼患者最多的国家，约占全球青光眼患者的1/4。

❓ 青光眼如何自我管理

首先要正确认识青光眼是可以控制的，虽然青光眼是一种严重威胁视功能的常见致盲性眼病，如不及时治疗，可以造成永久性失明。

- 谨遵医嘱：青光眼是终身性疾病，必须严格按医生的要求使用眼药水，不可随意停药。
- 定期随访：青光眼治疗的目的是达到安全的目标眼压，延缓或终止疾病的进展，因此青光眼患者应该像高血压患者管理血压一样，定期到医院检查眼压，评估眼底、视野情况，及时根据病情变化调整治疗方案，避免延误治疗所带来的严重后果。
- 积极治疗基础疾病：青光眼可能与患有糖尿病或者高血压等基础疾病有一定的关系，因此伴有糖尿病和高血压的青光眼患者需要积极治疗基础疾病。

❓ 日常生活中如何预防青光眼

- 学会自我调节、自我控制，保持心理健康。避免情绪波动，若情绪波动较大，出现过度焦虑、紧张等情况，会导致眼内压力增高。
- 避免过度劳累，若是经常熬夜或长时间在黑暗环境下工作，会导致眼睛过度疲劳，也容易诱发青光眼。
- 饮食调理，建议保持清淡饮食，避免吃辛辣刺激性食物，多进食易消化的食物如蔬菜、水果等。每次饮水量不要过多。同时还要注意戒烟戒酒，保持心情愉快。
- 饮食起居要规律，并注意劳逸结合，每天要有足够的休息和睡眠时间，避免做长时间低头弯腰和下蹲等动作，以免引起眼压升高。

❓ 青光眼如何治疗

一般来说青光眼是不能逆转的，但早期发现、合理治疗，绝大多数患者可终生保持有用的视功能。治疗目的主要是降低眼压，减少眼组织损害，保护视功能。治疗方法包括药物治疗和手术治疗。

- 药物治疗：青光眼如果不是特别严重，通常可以采取药物治疗的方法改善，可以使用降低眼压的眼药水治疗，如硝酸毛果芸香碱滴眼液、盐酸卡替洛尔滴眼液、拉坦前列素滴眼液等，从而缓解不适的症状。并且也可以使用降眼压药治疗，比如碳酸酐酶抑制剂，如乙酰唑胺片或复方甘露醇注射液等。

- 手术治疗：青光眼也可以通过手术的方法进行治疗，常用的手术包括激光虹膜切除术、小梁切除术、青光眼引流阀植入术等。激光虹膜切除术的原理是使用一种特殊的激光，在虹膜的表面打出一个激光孔，从而沟通前后房，缓解眼压升高的情况。小梁切除术可以形成新的引流通道来控制眼压，从而减少青光眼发作的情况。青光眼引流阀植入术主要是将引流阀放入眼球内，从而将眼压控制在正常范围之内。

Tips

（1）青光眼虽然是一种严重威胁视功能的不可逆致盲性眼病，但如果能做到早期发现、及时治疗，也是可以控制的。

（2）青光眼患者应定期到医院检查眼压，评估眼底、视野情况，及时根据病情变化调整治疗方案，以避免延误治疗带来的严重后果。

（3）青光眼患者在日常生活中要学会自我调节，保持心情舒畅，防止情绪波动，避免过度劳累。

（匡大立）

40 视物模糊白内障，手术治疗见光明

关键词：白内障　失明　预防

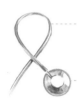 小故事

"医生，我妈妈今年才72岁，现在视力越来越差了，这几天右眼看人都不清楚了。"小李前些天带他妈妈来医院眼科看病，眼科医生经过详细检查确诊小李妈妈患了双眼白内障，右眼需要手术治疗。门诊完成各项术前检查，收入院后，眼科医生给小李妈妈施行右眼白内障手术，术后第一天患者重见光明，右眼视力由术前的0.1恢复到0.8。

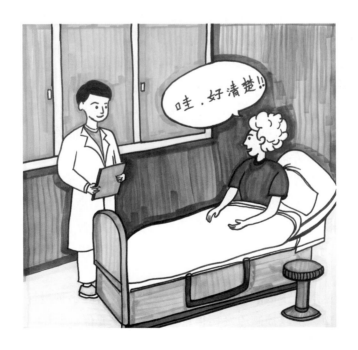

❓ 什么是白内障

白内障是由于晶状体混浊导致的视觉障碍性疾病。它可因老化、免疫代谢异常、眼睛外伤、遗传、营养障碍等多种原因引起，该疾病多发生于40岁以上的中老年群体，症状以视力模糊、眼前朦胧感、飞蚊症、物体颜色改变为主要特征。因白内障属于进行性疾病，严重时还会导致失明。

❓ 白内障的预防措施有哪些

- 外出佩戴墨镜：长期处于紫外线照射过多的环境下，会影响晶状体氧化还原的过程，进而出现晶状体蛋白质变性、混浊的情况，最终就会形成白内障。所以紫外线照射时间越长，患上白内障的可能性就越大。对于身处高原地区和紫外线辐射强的地区，外出要佩戴墨镜，在很大程度上可以保护眼睛。

- 避免身体脱水：当人体处于脱水状态时，体内液体代谢会紊乱，进而产生一些异常化学物质，而这些化学物质会损害晶状体，导致白内障的发生。特别是对于白内障患者来说，身体缺水可使病情加重。所以无论是不是白内障患者，平时都要养成多喝水的习惯，在大量出汗、腹泻等情况时，更要及时补水，避免脱水。

- 防止过度用眼：长时间过度用眼，会加速眼睛衰老，这样也会加重白内障。建议平时用眼时注意劳逸结合，保持心情舒畅，情绪稳定，防止长时间看书、看电视，保证休息，定时做眼保健操，以防眼睛过度疲劳。

- 多摄入维生素：白内障的发生和晶状体变性有直接关系。而随着年龄的增长，对营养的摄入和代谢能力都会日渐减退，一旦晶状体因缺乏维生素C导致营养不良后，就很容易引发白内障。所以平时饮食上要多摄入富含维生素、膳食纤维的食物，例如苹果、番茄等，以及菠菜、西蓝花等深绿色蔬菜。适当多吃些富含微量元素锌、硒的食物，如瘦肉、虾、牛奶、花生等，也有延缓眼睛衰老的作用，对防治白内障都是有益的。

- 控制糖尿病等慢性病：糖尿病、高血压、甲减等多种慢性疾病，皆会引起白内障，所以控制原发病很重要。平时也要保证血压、血糖值处于稳定状态，只要控制诱因就可避免白内障加重。

- 有白内障家族史者，应定期到医院做检查，做到早发现、早治疗。

❓ 白内障如何治疗

白内障的治疗主要有药物和手术两种途径。

- 药物治疗仅适用于少部分症状轻微尚未达到手术标准的患者，主要药物可口服维生素 C、维生素 E 等，用于改善晶状体的营养障碍；其他有吡诺克辛钠滴眼液等。
- 手术是白内障的主要治疗方式，目的是切除混浊的晶状体，并植入透明人工晶体。目前白内障手术方法为超声乳化白内障吸除联合人工晶体植入术，该术式成熟、微创，患者痛苦少，疗效好，术后恢复快，可作为白内障患者的首选治疗方案。

Tips

（1）白内障多发生于40岁以上的中老年群体，它属于进行性疾病，严重时还会导致失明。

（2）通过减少紫外线照射，加强富含维生素和微量元素锌、硒食物的摄入，注意劳逸结合，保持心情舒畅，情绪稳定，定时做眼保健操等措施，可预防白内障的发生和延缓白内障的发展。

（3）白内障的首选治疗方法是手术。目前部分患者对白内障的认识存在"误区"，认为只有等眼睛看不见了才能手术，其实这时候白内障已经很严重或者说"成熟"了，手术难度和风险会增加，所以白内障患者要定期检查，发现视力低于0.3时，就可以手术了，而且手术更安全，效果也好。

（匡大立）

第十篇

超声篇

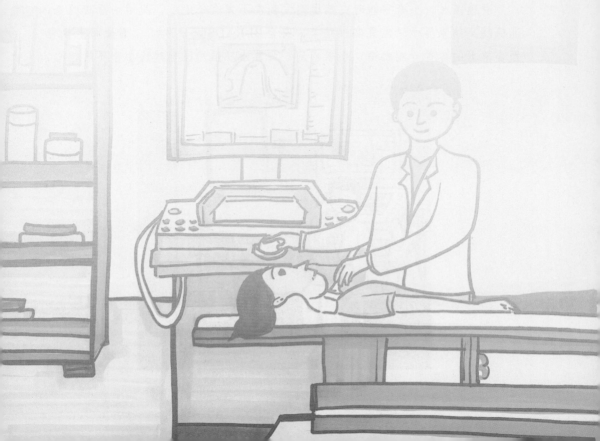

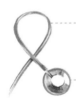

41 小小探头单手持，乳腺超声教你识

关键词：超声　乳腺　结节

📖 小故事

　　刚参加工作的小李非常忙，每天很晚回家，经常熬夜加班，以致有段时间感觉乳房有些胀痛，以为是没休息好造成的，就没当回事。再加上又刚好来月经，月经过后，疼痛有所减缓。

　　没过多久，小李平躺时突然摸到左乳左下方有个疙瘩，随后去医院检查，乳腺超声结果显示"左乳实性结节，符合BI-RADS评分3类"。看着超声检查报告单上的各种专业术语，小李感到一头雾水。虽然医生建议小李不用担心，

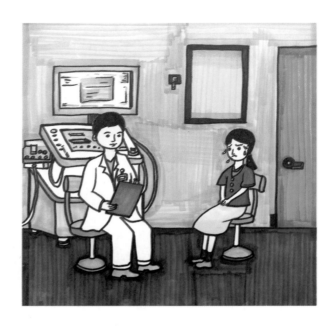

定期随访即可，但是小李时不时上网各种查询，心里越来越不踏实，BI-RADS评分3类结节是不是乳腺癌前病变？随访多做乳腺超声检查会不会影响备孕和身体健康呢？

什么是乳腺超声检查

超声检查以二维图像为基础，结合彩色血流特征进行诊断，有以下优点：

- 能够确定乳腺结节位置，提示结节大小、形态、边界、内部回声、血流、后方有无回声衰减等，初步判断肿瘤性质。
- 乳腺超声由于超声无放射性可适用于任何人群，儿童、哺乳期、妊娠期女性也可以进行检查。
- 鉴别囊性与实性肿块准确率高。
- 超声造影、超声弹性成像、三维超声等新技术有助于判断乳腺结节的性质。
- 超声能够了解腋窝和锁骨上淋巴结状态。

乳腺超声检查结果提示BI-RADS评分3类，是不是乳腺癌前病变

通常，超声科医生一旦发现乳腺结节，会根据乳腺结节的超声图像特点进行分类评估，也就是对病灶的恶性可能性进行初步判断。

乳腺影像报告和数据系统简称BI-RADS。

1分钟读懂乳腺结节BI-RADS等级分类

BI-RADS等级	风险程度
0级	检查获得信息不足，需结合其他检查再评估
1级	没有检查到异常
2级	良性，可排除恶性
3级	恶性可能性小于2%
4级（4A）	恶性可能性3%~10%
4级（4B）	恶性可能性10%~50%
4级（4C）	恶性可能性50%~94%
5级	高度恶性可能，恶性可能性大于95%
6级	已取得病理学证实的乳腺癌

在超声报告中，乳腺结节提示BI-RADS评分0类需结合钼靶或MRI检查；BI-RADS评分1类、2类良性表现，常规体检筛查；BI-RADS评分3类不必紧张，按照医生的嘱咐定期3~6个月复查；BI-RADS评分4类、5类需要组织病理学检查。

Tips

（1）正常女性40岁以上建议每年进行1次乳腺超声检查。

（2）有乳腺癌家族史的高危人群（可以<40岁）应每6~12个月进行1次乳腺超声检查。

（3）发现乳腺胀痛、肿块、乳头溢液、乳头内陷、乳房皮肤异常等症状需进行乳腺超声检查。

（4）乳腺超声检查前一般无须特殊准备（建议穿着宽松易脱衣物）。

（5）乳腺超声检查的最佳时期是月经干净后7~10日。

（朱一成）

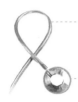

42 甲腺结肿早发现，超声助力细分辨

关键词：超声　甲状腺　结节

📖 小故事

　　各单位每年都会开展体检，然而，每次报告一出，总有不少人被查出的各种结节困扰，尤其是近年来发病率较高的甲状腺结节。35岁的张女士在一家广告公司工作，近日在单位组织的体检中意外通过甲状腺超声查出甲状腺左侧长有1.5厘米的小结节，TI-RADS分类为4B类，医生建议进一步检查明确诊断。此前，张女士对这个细节并没有太在意，"平常根本没啥感觉，不疼不痒"，但又心生疑惑，甲状腺结节到底是什么呢？

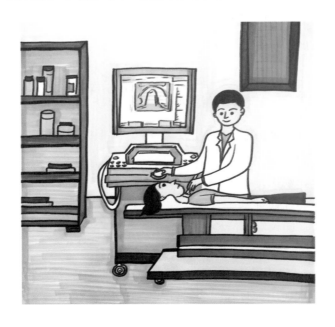

❓ 临床上为什么常用超声来检查甲状腺结节

由于甲状腺位置表浅，十分适合超声检查。甲状腺超声检查对于体检时医生不能触及的甲状腺结节，以及甲状腺触诊不满意的病例很有帮助。通过甲状腺超声检查，确定甲状腺结构及位置有无异常；可以发现直径1~2毫米的微小病灶，作为常规体检的筛查手段；确定结节及肿块的大小及数目；判断肿瘤的良恶性；寻找是否存在异常的淋巴结；跟踪甲状腺结节的生长及变化情况；随访甲状腺疾病的治疗效果。

甲状腺影像报告和数据系统简称TI-RADS。

读懂超声报告TI-RADS分级

分类	良恶性	风险程度
1类	正常的甲状腺，无病灶	恶性风险为0
2类	可确诊的良性甲状腺结节	恶性风险为0
3类	良性可能较大的甲状腺结节	恶性风险≤5%
4a类	有一定恶性可能的甲状腺结节	恶性风险5%~10%
4b类	有相当恶性可能的甲状腺结节	恶性风险10%~50%
4c类	有极大恶性可能的甲状腺结节	恶性风险50%~85%
5类	可确诊的恶性甲状腺结节	恶性风险85%~100%

❓ 有甲状腺结节就一定要定期复查超声吗

- 2类结节，无须随访。
- 3类结节，建议3~6个月复查。
- 4a类结节，建议3个月复查或穿刺活检。
- 4b类结节，建议穿刺活检。
- 4c类结节，建议穿刺活检或手术切除。
- 5类结节，建议手术切除。

当然，并非所有的甲状腺结节都需要复查超声，囊性结节及小于0.5厘米的中低风险结节一般无须复查，如需复查，可两年后再复查。

Tips

（1）TI-RADS 系统目前国际上还没有完全统一，各国依据自身患者人群情况，有自己的版本，诸如美国、欧洲、韩国、中国等都有着不同的版本。

（2）在做甲状腺超声前不需要空腹，应避免穿高领上衣，尽量暴露颈部，以便医生检查。

（朱一成）

第十一篇

药物篇

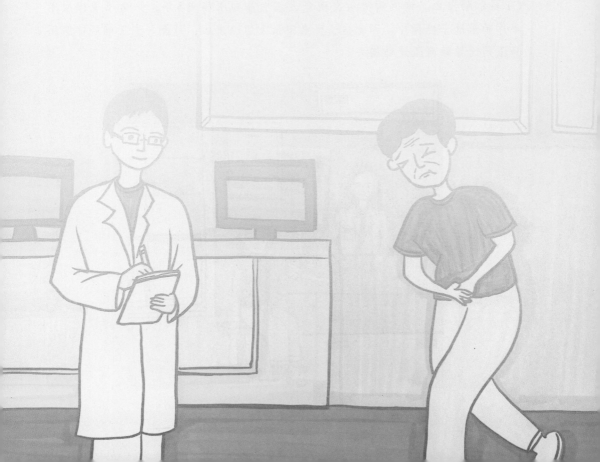

43 高高低低血压变，平稳达标少波动

关键词：高血压　药物治疗

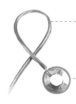 小故事

张大姐今年55岁，无明显诱因下出现剧烈头痛伴恶心呕吐，随后出现一侧肢体麻木后由家人送至急诊就诊，急诊查其血压为220/140毫米汞柱，脑部CT显示脑出血。询问病史后发现张大姐有高血压病史5年，平素不规律服用半片硝苯地平控释片。因此，医生考虑张大姐脑出血，可能与未正确规律服用降压药而导致血压波动相关。

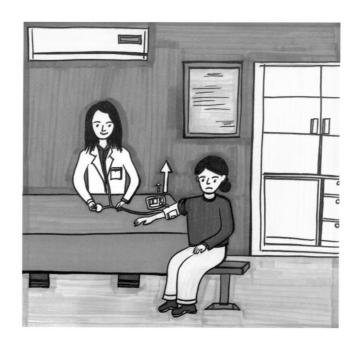

高血压是生活中常见疾病，血压忽高忽低，控制不好会导致心、脑、肾及血管并发症的发生，增加死亡风险。高血压是慢性病，在坚持生活方式干预的基础上正确规律的药物治疗对保持血压长期平稳至关重要。下面药师带您来了解临床常用降压药及使用注意事项。

❓ 血管紧张素转换酶抑制剂（ACEI）

　　代表药：贝那普利、培哚普利、福辛普利等。就是带有"普利"字样的药物，其优点是具有心脏和肾脏保护作用。尤其适用于伴慢性心力衰竭、心肌梗死后心功能不全、糖尿病、蛋白尿或微量白蛋白尿患者。

　　服用ACEI类药物可能会引起干咳，若不能耐受应更换为其他降压药物；此类药物会引起血钾升高，用药期间应监测血钾，避免大量食用土豆、香蕉等富含钾的食物；同时还需监测血压和血肌酐水平。高钾血症、双侧肾动脉狭窄及妊娠期妇女禁用。此类药物需服用4~8周达到最大降压水平，切勿在短时间服药后血压不达标而自行加量。

❓ 血管紧张素Ⅱ受体拮抗剂（ARB）

　　代表药：缬沙坦、氯沙坦、替米沙坦、厄贝沙坦、坎地沙坦等。ARB类降压药适用人群与ACEI类降压药类似。若服用ACEI类药物引起干咳、无法耐受，则可换用ARB。注意事项与ACEI类似。

❓ β受体阻滞剂

　　代表药：美托洛尔、比索洛尔、阿替洛尔等。此类药物若突然停药会出现"反跳"现象，如心动过速、心绞痛发作、血压反跳性升高等，因此一定要在医师的指导下逐步停药，切勿自己突然停药。美托洛尔缓释片可掰开服用，但不能咀嚼或压碎。

❓ 钙通道阻滞剂（CCB）

　　代表药：硝苯地平、氨氯地平等。钙通道阻滞剂适用于老年高血压、单纯收缩期高血压、伴稳定性心绞痛、冠状动脉或颈动脉粥样硬化及周围血管病患者。此类药物和西柚存在相互作用，服药后应避免食用西柚。硝苯地平控释片需整粒吞服，不可掰开或碾碎，在服用后药壳会通过粪便排出，此为正常现象无须担心。

❓ 利尿剂

代表药：氢氯噻嗪、吲达帕胺等。此类药物可促进血钾的排泄，用药期间应注意复查血钾，避免出现低钾血症；服用此类药物会引起尿液增多，应尽量在早晨和白天服用，不建议晚上服用，以免影响睡眠。

> **Tips**
>
> 生活方式调整是降压治疗的基本措施，无论是否选择药物治疗，都要保持良好的生活方式，如健康饮食、规律运动、戒烟限酒、保持理想体重、改善睡眠和注意保暖。在治疗过程中应坚持服药，不要自行停药，不要频繁更换降压药，更不要随意加减剂量，避免因为血压波动过大导致严重事件的发生。

（刘艳平）

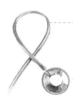

44 血脂异常危害多，一起了解降脂药

关键词：高血脂　药物治疗

📖 小故事

　　许女士，40岁，经常在外出差，就餐应酬比较多，一次体检发现血脂异常，通过饮食控制并未达到理想血脂目标。因此，前来咨询该服用哪类降脂药物。

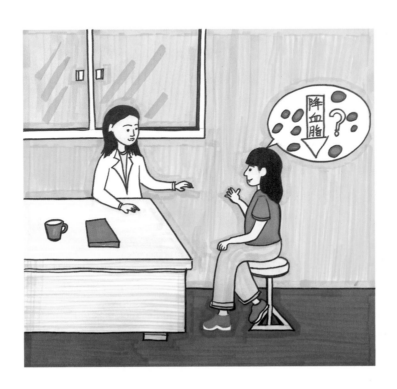

随着经济水平的发展和人民生活水平的提高，我国人群的血脂水平也逐步提高。血脂异常可导致心血管疾病，积极治疗血脂异常可降低冠心病、脑卒中的发生。目前控制血脂的主要措施包括生活方式改善和药物治疗。

❓ 他汀类药物

目前常用他汀类药物有阿托伐他汀、普伐他汀、瑞舒伐他汀、辛伐他汀、氟伐他汀和匹伐他汀。他汀类药物为降低胆固醇的首选药物，还具有稳定斑块，延缓斑块进展，保护心血管的作用。晚上是人体胆固醇合成比较旺盛的时候，一般来说，在晚上的时候服用降脂类药物，可能会达到比较好的效果。服药期间建议每3~6个月监测肝功能、肌酸激酶及血脂等指标；同时还要自我监测有无肌肉疼痛、尿液颜色变深（如茶色尿或酱油色尿）等，如果有以上症状需及时就医。

❓ 贝特类药物

贝特类药物主要降低甘油三酯水平，适用于高甘油三酯血症或以甘油三酯升高为主的混合型高脂血症，目前常用的为非诺贝特。

非诺贝特应与餐同服。服用此类药会增加胆石症的发生风险，若确诊胆石症需停用该药；由于会增加肌病的发生风险，贝特类药物不建议与他汀类药物同时服用；其他注意事项与他汀类似。

❓ 胆固醇吸收抑制剂

该类药物通过抑制胆固醇的吸收而降低血脂，如依折麦布。当服用他汀类药物已经达到最大耐受剂量仍不能使血脂达标，可与他汀类联用进行降脂治疗；或对他汀类药物不耐受以及对他汀类药物有禁忌证时，该类药物可作为二线用药。

依折麦布可在一天中任何时间服用，可在进食或空腹时服用。该药常见的不良反应包括腹痛、腹泻等胃肠道不适；若需要与贝特类药物同时使用时，只推荐与非诺贝特联用；若同时需使用胆酸螯合剂（如考来烯胺、考来维仑）时，应在使用胆酸螯合剂前2小时以上或服用胆酸螯合剂4小时以上再服用依折麦布。

❓ 前蛋白转化酶枯草溶菌素9抑制剂

简称PCSK9抑制剂，是一类新型降脂药，如依洛尤单抗和阿利西尤单抗。此类药物使用较为方便，如依洛尤单抗140毫克每2周1次或420毫克每月1次，在腹部、大腿或者上臂皮下注射即可，注射时需避开皮损部位，且每次注射时需要轮换注射部位。该类药物未开封时需要在冰箱2~8℃冷藏，开封后可放置于室温（20~25℃）避光保存，30天内使用。

> **Tips**
>
> 饮食治疗和改善生活方式（控制饮食总能量，减轻体重，戒烟限酒，坚持慢跑、游泳、骑车等中等强度运动）是血脂异常治疗的基础措施，无论是否进行药物治疗都必须坚持。对于经饮食调整和生活方式改善3~6个月后，血脂仍不能达标，应开始药物治疗，服用药物需要安全合理用药。

（刘艳平）

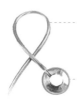

45 忘记服用降糖药，随意补服不可取

关键词：糖尿病　药物治疗

📖 小故事

　　王阿姨有2年糖尿病史，在配合饮食和运动的基础上，王阿姨每天早餐前服用1片格列美脲降血糖，平时血糖控制良好，且很少出现低血糖。今天早上，王阿姨在吃药时突然想起来昨天早上因为着急出门忘记了吃药，王阿姨思考片刻后决定将昨天漏服的1片药补服，于是一次吃了2片药。吃完早饭后王阿姨便开始打扫房间，没想到不久后王阿姨出现了心慌、手抖、出冷汗等不适，测量指尖血糖结果为2.5毫摩尔/升。

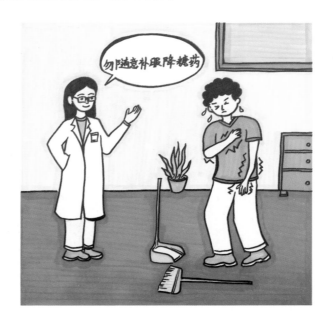

血糖2.5毫摩尔/升，已经属于低血糖范围了。王阿姨平时血糖控制良好，很少出现低血糖，这次为何会出现低血糖呢？细心的读者可能会发现，王阿姨此次出现低血糖是因为服用了平时2倍剂量的降糖药所导致的。那么，糖尿病患者在漏服口服降糖药后到底需不需要补服呢？如何正确补服呢？

降糖药种类较多，每种药物漏服后的补服方式不同，下面我们一一介绍。

❓ 长效磺脲类促泌剂

格列美脲、格列吡嗪控释片、格列齐特缓释片，每天服用1次，早餐前服用即可，未用早餐则第一次正餐前服药。若早餐前发现药物漏服，可在早餐期间或早餐后立即服用；若中餐前想起来，可根据血糖情况原剂量补服；若在午餐后想起来可不用补服，血糖较高者可减量服用；若已接近下次服药时间，则无须补服，且下次不要服用双倍药量。

❓ 格列喹酮和格列奈类

格列喹酮需要在三餐前30分钟服用。若在进餐时想起来，可立即补服并推迟用餐时间；如在2餐间想起来，可以测一个随机血糖，如血糖轻度升高（10~13.9毫摩尔/升），可以适当增加运动量而不需补服，如血糖明显升高（≥13.9毫摩尔/升），可以减量补服，不建议将漏服的剂量加到下一餐前服用。

格列奈类如那格列奈和瑞格列奈，需要在餐前15分钟服用，漏服后的补服与格列喹酮类似。

❓ 二甲双胍

为减轻胃肠道不适，二甲双胍可随餐或在餐后服药。发现漏服后可立即补服；若已接近下一次服药时间，则无须补服，正常服用下一次药物即可，无须将漏服的剂量加上。

❓ α糖苷酶抑制剂

常用的有阿卡波糖、伏格列波糖和米格列醇。通常与第一口饭嚼服，如在餐中想起来漏服，可马上补服；由于此类药物需以食物作为底物，餐后半小时以上服用药物的降糖效果会大打折扣，因此餐后半小时无须补服，若血糖较高可以适当增加运动。

列酮（罗格列酮和吡格列酮）、列汀（西格列汀、沙格列汀、利格列汀和维格列汀）、列净（达格列净、恩格列净和卡格列净），这些药每天一次服用，漏服后于当日原剂量补服即可。

Tips

当口服降糖药忘记服药时，是否需要补服、补服多少剂量，主要是看服用的何种降糖药、想起来的时间及当时的血糖，切不可随意补服。

（董雅芬）

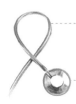

46 正确保存胰岛素，注意事项要牢记

关键词：糖尿病　胰岛素　保存

📖 小故事

　　小李是一位2型糖尿病患者，由于工作原因临时需要出差。在收拾行李时，小李将自己的口服降糖药和胰岛素一起放置于行李箱中。由于行李箱较大，在办理值机时将行李箱办理了托运。到达目的地后，小李发现原本澄清的胰岛素变得混浊了。

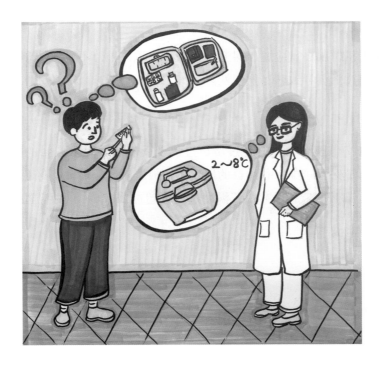

胰岛素为蛋白质类激素，其保存对温度的要求较为严格，高温或低温将导致其变性而失效。因此，只有在适宜的温度中保存才能保证胰岛素的药效。接下来我们一起学习胰岛素的正确居家保存和外出携带方法。

❓ 未开封的胰岛素如何保存

胰岛素保存的适宜温度为2~8℃。未开封的胰岛素可放置于冰箱冷藏室，由于冰箱内壁的温度较低，因此胰岛素要避免靠近冰箱内壁（可放置在冷藏室的果蔬盒中）。

为避免低温胰岛素注射引起的疼痛，从冰箱刚拿出来的未开封的胰岛素不要立即开启使用，需在室温下放置至胰岛素的温度恢复到室温后再使用。

❓ 启封后的胰岛素如何保存

启封的胰岛素可在室温（阴凉处不超过25℃，避免日晒）保存4周。室温时胰岛素产品的稳定性更好，容易混匀，注射时更加舒适，而反复的高低温变化则会影响胰岛素的效能，因此正在使用的胰岛素不建议冷藏保存。

❓ 乘坐飞机如何携带

乘坐飞机时胰岛素应置于保温箱中随身携带，千万不可随行李托运，因为托运舱温度过低会导致胰岛素变性。

❓ 外出时如何携带

外出时携带胰岛素应避免过冷、过热及反复震荡。未启封的胰岛素可保存于随身携带保温箱中，到达目的地后尽快放置于冰箱冷藏室保存；启封的胰岛素可在常温下携带和保存，若温度过高（超过25~30℃）时应置于保温箱中携带。

Tips

（1）切忌将胰岛素放置于冷冻室。

（2）每次使用前检查胰岛素是否超过保质期，是否出现絮状物。

居家或外出时胰岛素的保存

项目	未开启	已开启
居家	冰箱冷藏室	室温
乘坐飞机	置于保温箱中随身携带	
外出	到达目的地后尽快放置于冰箱冷藏室保存	常温，若温度过高（超过25~30℃）时应置于保温箱中携带

（董雅芬）

47 如何预防脑卒中，用药管理很关键

关键词：脑卒中　药物治疗

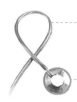 小故事

　　张大爷患高血压十年了，前两年因脑卒中住院治疗。半年前张大爷复查血压血脂正常后，自行将正在服用的抗血小板药、降压药和降脂药停用。2天前张大爷再次因脑卒中被家人送至医院。

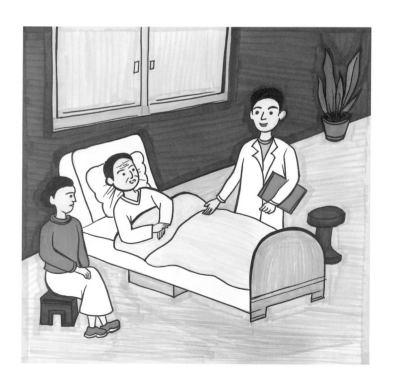

脑卒中发病急，病死率高，是世界上最重要的致死性疾病之一。对于已经发生过脑卒中的患者，日常做好自我用药管理，控制好血压和动脉粥样硬化是预防脑卒中再次发病的重要因素。

❓ 哪些药物是预防脑卒中复发不可或缺的

脑卒中患者出院后，最重要的是预防脑卒中复发。抗血小板药物如阿司匹林、氯吡格雷；降压药物如"沙坦""普利""地平"类药物；降脂药物如"他汀"类药物是防治卒中复发的三大基石类药物。所有脑卒中患者，如无禁忌证均应该接受以上"三大药物"的二级预防。

长期规律用药很关键。在脑卒中的患者中存在较多的用药误区，如自行停药或调整药物剂量、间断用药、无症状不服药、频繁换药、用药后不监测血压/血脂等。

由于抗血小板药可能会引起胃肠道不适（如消化道溃疡），因此很多脑卒中患者在服用一段时间后会自行停用。目前美国、欧洲和中国的脑血管病专家的共识是如果没有禁忌证需终身服用。发生过脑卒中的患者如果中断使用抗血小板药物，在1个月内缺血性脑卒中的复发危险将会增加3倍以上。因此，脑卒中患者绝不可自行停用抗血小板药。

对于降压药而言，间断和不规律的治疗不但造成血压较大幅度的波动，而且加重了动脉硬化和对心脏、脑、肾脏等器官的损害。正确的服药方法是血压降到目标范围后，在医生的指导下坚持服药，保持平稳的血压达标状态。

他汀类调脂药除了具有降血脂的作用外，还有稳定斑块的作用，是推荐脑卒中患者长期服用的。有的患者听说长期服用他汀对肝脏不好而选择自行停药，其实他汀的整体安全性良好，研究表明已有肝脏疾病的人群，他汀治疗并没有增加肝脏损害。因此，害怕出现肝脏不良反应自行停药也是不可取的。

❓ 脑卒中患者是否需要每年春秋季节定期输两次液来预防脑卒中复发

很多脑卒中患者认为每年输液能够"疏通血管"，这样就能预防脑卒中复发。目前还没有科学研究证明这种输液预防方法是有效的。只有正确规律地服用抗血小板药、降压药和降脂药，控制好血压血脂，改变不良生活方式（吸烟、酗酒等），才是预防脑卒中复发的有效措施。

Tips

　　脑卒中"卒"不及防，合理规律长期使用抗血小板药物、降脂药物和降压药物是控制复发的有效措施，切不可随意自行停药或间断用药。

（王　建）

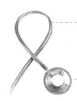

48 排尿不畅排尿难，难言之隐药解除

关键词：*前列腺增生　药物治疗*

📖 **小故事**

王大爷今年76岁，去年因为排尿不畅排尿难，到医院检查，确诊前列腺增生症。经过一段时间的药物治疗，排尿不畅排尿难的症状明显改善。这几天因为感冒，服用复方感冒药后，又出现了排尿难的症状。王大爷担心是不是前列腺增生变严重甚至恶化了，越想越不放心，匆忙赶往医院……

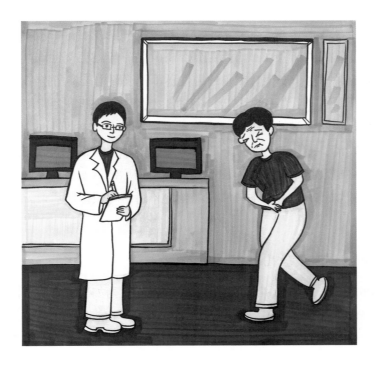

前列腺增生症是老年男性患者的常见病，60岁患病率大于50%，随着年龄增加，80岁以上患病率可高达83%。前列腺增生的早期症状是尿频和夜尿增多，随着病情的加重，可逐渐发展成为尿潴留。此外，有不少药物会诱发和加重排尿困难的症状，如果前列腺增生伴有其他疾病，在服用药物治疗时，应注意这些药物对排尿功能的影响。药师带您了解治疗前列腺增生的常用药和可能会加重症状而需要慎用的药物。

❓ 治疗前列腺增生症的药物有哪些

- α_1受体阻滞剂：如多沙唑嗪、特拉唑嗪、坦索罗辛等，通过阻断前列腺和膀胱颈部平滑肌表面的α_1受体，减轻前列腺张力和膀胱出口梗阻，达到减轻症状目的，适用于前列腺增生症引起的排尿障碍。服用这类药物可能会出现直立性低血压，建议睡前服用以减少体位变化造成血压波动；老年人服药后，夜间起夜时应缓慢起身，以免发生直立性低血压而造成跌倒事故。

- 5α还原酶抑制剂：如非那雄胺、度他雄胺，通过抑制体内睾酮向双氢睾酮的转变，进而降低前列腺内双氢睾酮的含量，缩小前列腺体积、改善尿路症状。服用这类药物可能会出现勃起功能障碍、射精异常、性欲低下等不适。对于备孕或者已经怀孕的女性，应避免接触该类药物的碎片或者裂片；对于有生育需求的男性，不建议服用该类药物。

- M受体拮抗剂：如托特罗定，通过选择性作用于膀胱，阻断乙酰胆碱与介导逼尿肌收缩的M受体结合，抑制逼尿肌不自主收缩，从而改善膀胱储尿功能，适用于改善尿急、尿频、急迫性尿失禁症状。服用这类药物可能会出现口干、便秘，服药期间可适当增加饮水量；还可能会出现头痛与视物模糊、心率加快和尿潴留等不适，一般停药后可好转，无须过度担心。

❓ 前列腺增生症患者慎用的药物有哪些

抗过敏药氯苯那敏会引起排尿困难，而抗感冒药如酚氨咖敏、酚麻美敏等药名里有"敏"字的药物基本上都含有氯苯那敏，有前列腺疾病应尽量避免使用含"敏"的抗感冒药；其他抗过敏药物如异丙嗪、茶苯海明、苯海拉明等和氯苯那敏一样也会增加排尿困难的症状，对于前列腺增生合并过敏性疾病的患者，建议选用对排尿功能影响较小的药物如西替利嗪等，并在好转后及时停药；抗精神病药物如氯丙嗪、奋乃静等，抗抑郁药如多塞平、阿米替林等，平喘药如异丙托溴铵等，解痉药如阿托品、东莨菪碱、山莨菪碱等，镇静催眠药如地西泮等，均可导致尿潴留，对于前列腺增生伴有排尿困难的患者应避免使用。

> **Tips**
>
> 前列腺增生患者在合理使用药物治疗的同时，还需避免使用对排尿功能有影响的药物，如前述小故事中的王大爷。由于影响排尿功能的药物比较多，建议用药之前先咨询医师或者药师。

（陈　业）

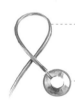

49 摆脱痛风之困扰，降低尿酸最重"药"

关键词：痛风　药物治疗

📖 小故事

　　李先生有痛风病史8年，每年发作2次。平时不规律服用降尿酸药物治疗，此次因食用大量海鲜后痛风再次发作入院。

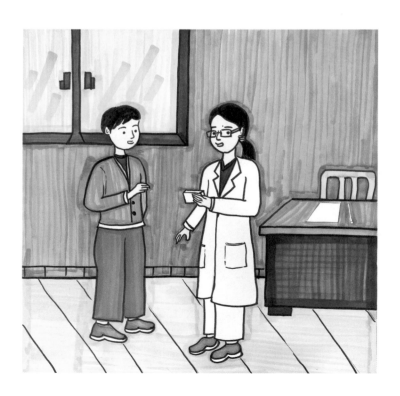

人体内每天会新产生一定量的尿酸，同时也会通过尿液排出一部分至体外，使人体血尿酸水平保持在正常范围内。当生成和排泄的动态平衡被打破，血尿酸水平过高，在关节局部形成尿酸钠晶体并沉积后，诱发局部炎症反应和组织破坏，即是痛风。

既然痛风是过饱和的血尿酸在关节局部沉积后所引发的，那么治疗痛风的根本就是降低血尿酸的水平。根据尿酸的产生和排泄可知，只要减少尿酸的生产，增加尿酸的排泄便可降低体内尿酸水平。因此，目前降尿酸药物治疗主要有抑制尿酸合成和促进尿酸排泄两大类。

❓ 抑制尿酸合成药

抑制尿酸合成的主要有别嘌醇和非布司他。

- 别嘌醇的特点是价格便宜而且效果好，缺点是中国人群易发生皮肤超敏反应，因此建议在使用前检测HLA-B5801基因，该基因阳性者禁止使用。使用别嘌醇时需从小剂量开始并根据肾功能调整剂量。
- 非布司他可优先考虑用于慢性肾功能不全患者；其具有潜在的心血管风险，在用药中需要注意，尤其是合并有心血管疾病的人群。非布司他的起始剂量为20毫克/日，最大剂量为80毫克/日。

❓ 促进尿酸排泄药

促进尿酸排泄的主要有苯溴马隆。尿酸主要通过肾脏排泄，在排泄过程中会被肾小管重吸收，而苯溴马隆可抑制尿酸的重吸收而促进尿酸排泄。在使用苯溴马隆时，因尿道中尿酸盐浓度增加，可增加结石发生风险，因此服用该药期间多饮水，保持饮水量2升左右；同时有肾结石人群禁用。苯溴马隆的起始剂量为25毫克/日，最大剂量为100毫克/日。

❓ 警惕药物引起尿酸升高

尿酸除了通过体内细胞代谢和食物产生外，有些药物如呋塞米、氢氯噻嗪等利尿剂、吡嗪酰胺和乙胺丁醇等抗结核药、小剂量阿司匹林等与尿酸通过相同的通道排出体外并存在竞争，使用时可能会导致体内尿酸升高。因此，痛风患者同时使用这些药物时需要调整降尿酸药物的剂量。

Tips

（1）对于痛风患者而言，日常生活中需要避免进食动物内脏、肉汁浓汤等高嘌呤食物。

（2）建议增加饮水量，保持每日饮水量在2升以上，水可以是茶、饮用水或不含糖的咖啡，但不建议饮用含果糖和含糖饮料、果汁、碳酸饮料、浓汤等。

（3）控制体重、规律运动，避免寒冷、劳累、应激等因素诱发痛风。

（4）规律服用降尿酸药物，尽量避免使用升高尿酸水平的药物。

（董雅芬）

50 便秘苦恼扰人心，用药得当解烦恼

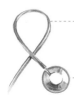

关键词： 便秘　药物治疗

📖 **小故事**

　　张阿婆近期总是感觉排便不太通畅，每次排便时都要费好大力气。一天，张阿婆因排便时用力过大后出现胸骨后部及左上肢的疼痛。张阿婆感觉不对劲，便拨打了120。经问诊和检查后，医生考虑张阿婆出现了心绞痛，原因可能与排便用力过度相关。

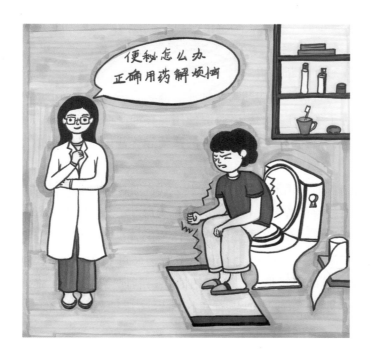

便秘是消化系统的一种常见症状，虽然一般不会危及生命，但对于老年人或合并基础疾病较多的人群，其可加重基础疾病或诱发各种并发症，进而影响健康和生活质量。

便秘无小事，若经过合理的饮食、增加饮水、适当运动及建立良好的排便习惯等生活方式调整后仍无效者，可考虑采用药物治疗。

❓ 治疗便秘的药物有哪些

治疗便秘的药物就是我们常说的泻药，主要包括容积性泻药、渗透性泻药、刺激性泻药、润滑性泻药、促动力药、促分泌药、益生菌等。

容积性泻药目前常用的有聚卡波非钙，可通过吸水增加粪便的含水量和体积，使粪便易于排出，适用于轻度便秘，在服用该药时需补充足够的液体。

渗透性泻药目前常用的有乳果糖、聚乙二醇，可在肠道内形成高渗状态，增加肠道水分，从而使粪便体积增加，并刺激肠道蠕动促进排便，用于轻、中度便秘者。用药后以排出软便为宜，大剂量用药可引起腹泻。

刺激性泻药目前常用的药物有比沙可啶和蒽醌类。此类药物作用于肠神经系统，增强肠道动力和刺激肠道分泌而促进排便。比沙可啶肠溶片需整粒吞服，服药前后2小时不得服牛奶或抗酸药，不宜与阿片类药物同时服用，炎症性肠病患者禁用；番泻叶、芦荟等为蒽醌类泻药，长期用药可导致结肠黑变；该类药物建议短期间断使用。

润滑性泻药目前常用的药物有甘油、液状石蜡，通过润滑肠壁、软化粪便起作用，适用于粪便干结的患者临时使用。甘油制剂如开塞露需将容器剪开后插入肛门给药，给药时应注意剪开后的注药导管开口应光滑，以免擦伤肛门或直肠。

促动力药目前常用的药物有普芦卡必利，通过增加肠道动力起作用，对慢传输型便秘有较好的疗效。普芦卡必利每天服药1次，可在一天中任何时间服用，餐前餐后均可；不推荐儿童及小于18岁的青少年使用。

促分泌药目前常用的药物有利那洛肽，通过刺激肠液分泌而促进排便。主要用于成人便秘型肠易激综合征的治疗。利那洛肽每天1粒，至少在首餐前30分钟服用，已知或疑似患有机械性胃肠道梗阻的患者和6岁以下儿童禁用。

益生菌目前常用的药物双歧杆菌、乳杆菌、枯草杆菌等。通过调节肠道菌群失衡，促进肠道蠕动和胃肠动力恢复改善便秘症状。推荐作为慢性便秘的长期辅助用药。若需同时服用抗菌药，益生菌需与抗菌药间隔至少2小时。

Tips

　　（1）对于便秘而言，日常生活中适当增加饮水量和食物膳食纤维总量、适当锻炼及建立良好的排便习惯是改善便秘的基础。

　　（2）对于药物的选择也应个体化，如老年人首选容积性泻药和渗透性泻药，严重便秘者可短期使用刺激性泻药；妊娠期妇女可选择乳果糖或聚乙二醇等渗透性泻药；儿童首选聚乙二醇，乳果糖也证实安全有效；糖尿病患者可使用容积性泻药、渗透性泻药或刺激性泻药。

　　（3）用药时应注意药物使用注意事项，合理安全用药。

（董雅芬）

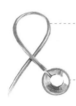

51 合理用药好睡眠，让你一觉到天明

关键词：失眠　药物治疗

📖 小故事

　　李奶奶今年72岁，患严重失眠近6年的时间。白天感觉很累，脸色发黑，整个人看上去无精打采。开始并不觉得是失眠，就是在晚上睡觉的时候会偶尔醒来，后来就慢慢变成了醒来后就睡不着，有时候整晚就只能浅睡一两个小时。听说吃安眠药会影响神经系统并且还有依赖性，一直不敢吃药，每晚翻来覆去睡不着……

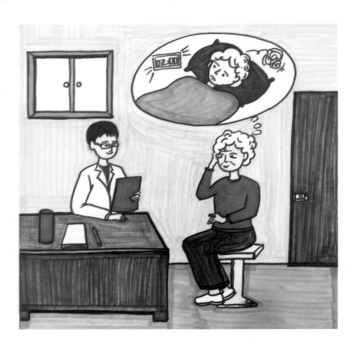

睡眠占据了我们生命1/3的时间，也决定着我们剩余2/3生命的质量。在现代快节奏的生活中越来越多的人存在或多或少的睡眠障碍，当下中国有超3亿人存在睡眠障碍。失眠可分为入睡困难，即入睡潜伏期超过30分钟；睡眠维持障碍，即整夜觉醒次数≥2次；早醒、睡眠质量下降和总睡眠时间减少，即睡眠时间通常少于6.5小时。

失眠在临床上可以经过心理治疗、饮食运动等进行调整。若失眠依然不能得到改善，就需要使用药物来进行治疗，而这种药物就是人们常说的安眠药。不少人因为担心安眠药的依赖性，宁可深夜辗转反侧，出现严重的身心问题，也坚决不吃安眠药。不可否认，服用安眠药的确可能会产生耐受性及依赖性，但这大多是滥用引起的。长时间失眠，对身心损害巨大，应及时到医院专科就诊，由医生判断失眠的类型和原因之后，选择合适的安眠药才是正确的操作。

❓ 治疗失眠的药物有哪些

- 短效药：佐匹克隆、唑吡坦、扎来普隆、三唑仑，该类药物主要用于入睡困难的失眠患者，对以早醒为特点的失眠者无效。

- 中效药：艾司唑仑片、阿普唑仑、劳拉西泮片，适合帮助患者增加睡眠深度，减少夜间醒转次数和做梦频率，同时可缓解患者的焦虑和紧张不安。

- 长效药：地西泮、氯硝西泮、氟西泮、硝西泮适合用于早醒的患者，也常用于缓解患者的焦虑和紧张不安；但忌用于催眠，否则易产生"宿醉"现象（即服药第二天醒来表现头疼、乏力、眩晕等症状）。

❓ 如何正确服药

- 需长期服用安眠药治疗时我们可以"按需服药"：预期入睡困难时，于上床前5~10分钟服用；上床30分钟仍不能入睡时，立即服用；夜间醒来无法再次入睡，且距预期起床时间大于5小时，可以服用短效安眠药；第2天日间有重要工作或事情时可于睡前服用。

- 不可突然停药：不少患者对于安眠药是存在恐惧心理的，服用一段时间见效后，由于担心药物副作用，会选择自行停药。然而，突然停药，往往会导致失眠反弹。最常用的停药方案是每次减量不应超过日剂量的

25%，每1~2周调整一次，后期甚至可以每1~2周减量12.5%，或者采用间断服药的方法。安眠药的停药需要一个过程，要根据医嘱逐渐减少安眠药的剂量，直至停药，否则欲速则不达。

Tips

（1）希望广大失眠患者能够放松心情，舒缓情绪，不排斥安眠药，也不依耐安眠药，在医师和药师的指导下，合理用药，提高生命和生活质量。

（2）服药期间不宜饮酒。酒精有激发安眠药中毒的可能，酒后服用安眠药，使人反应迟钝、昏睡甚至昏迷不醒。

（3）此外，服药后起夜时，应注意防跌倒。

（陈　业）

第十二篇

饮食篇

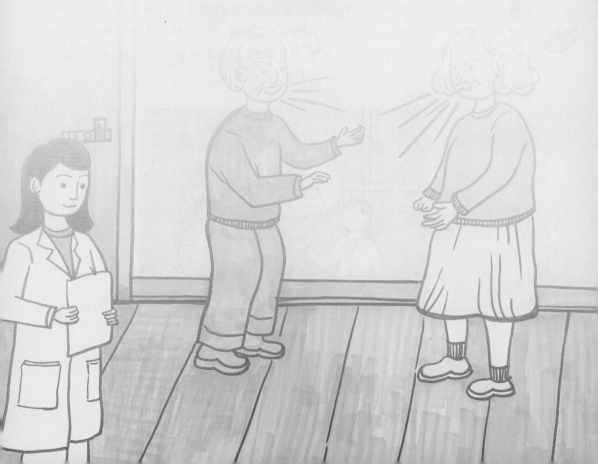

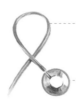

52 正确认识营养素，科学预防慢性病

关键词：营养

📖 小故事

　　张医生的诊室迎来了一位中年患者李先生，因患"三高"来院配药。李先生因长期不良饮食习惯导致身体状况欠佳，经常感到疲劳、头痛、记忆力下降，体重也下降了很多。张医生耐心询问李先生的病情，发现他认为吃好药就万事大吉了，在饮食上很不注意，喜欢吃高热量、高脂肪、高糖分的食物，很少吃蔬菜和水果。这种饮食习惯导致身体缺乏必要的营养素，从而引发健康问题。

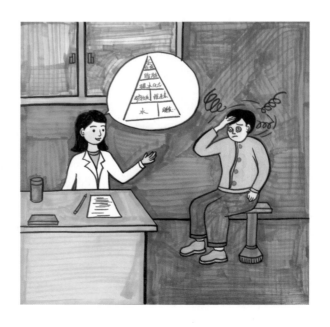

营养素是人体必需的物质，包括蛋白质、脂肪、碳水化合物、维生素、矿物质和水。它们参与人体各种生理功能的调节和维持。而慢性疾病的发生和发展与营养素的摄入和利用密切相关。因此，了解营养素的相关知识，对于预防和治疗慢性疾病具有重要意义。

❓ 蛋白质与慢性病

蛋白质是构成细胞和组织的基本物质，对于生长发育和组织修复具有重要作用。例如：高血压患者可能由于血管壁的硬化和弹性下降而需要更多的蛋白质来维持血压的稳定。动物性食物如鱼、肉、蛋、奶制品等，以及植物性食物如豆类、坚果等都是蛋白质的来源。

❓ 脂肪与慢性病

脂类包括脂肪和类脂，是机体内热量的主要来源，适量的脂类摄入对于身体健康非常重要。但心血管疾病患者需要限制脂肪的摄入量，以减少动脉硬化的发生。动物脂肪和植物油是脂类的来源，如猪油、黄油、橄榄油、花生油等。

❓ 碳水化合物与慢性病

碳水化合物是人体主要的能源物质，对于维持正常的生理功能具有重要意义。谷类和薯类是主要的碳水化合物来源，如大米、面粉、土豆、山药等。过多的碳水化合物摄入会导致血糖升高，从而引发糖尿病。因此，糖尿病患者应该选择低GI（血糖指数）的食物以保持血糖的稳定。

❓ 维生素与慢性病

维生素是人体必需的营养素之一，对于维持身体健康具有重要作用。蔬菜和水果是维生素的主要来源，如柑橘类水果、草莓、绿叶蔬菜等。不同的维生素具有不同的生理功能，如维生素A可以促进视力的正常发育；维生素C能促进铁在肠道的吸收，促进血脂下降及参与解毒功能，增加机体对感染的抵抗力。

❓ 矿物质与慢性病

矿物质如钙、铁、锌、镁等，参与人体内酶与激素调节，是人体生命活动不可或缺的物质。牛奶和酸奶富含钙质，绿叶蔬菜和坚果含有丰富的镁，而红肉和豆类含有丰富的铁。缺乏铁、钙等矿物质可导致骨质疏松、免疫力下降，诱发贫血、心脑血管疾病等。

❓ 膳食纤维与慢性病

膳食纤维是一种不被人体消化吸收的植物多糖物质，具有改善肠道微生态、降低胆固醇、控制血糖等多种生理功能。全麦面包、燕麦片、豆类、蔬菜和水果等都含有丰富的膳食纤维。它可以增加饱腹感，控制饮食量，有助于预防肥胖和糖尿病等慢性疾病的发生。此外，膳食纤维还可以促进肠道蠕动，预防便秘和肠道疾病的发生。

❓ 水与慢性病

水是维持机体正常生理活动所必需的物质，有助于维持体温、促进新陈代谢和血液循环，有助于排除体内的废物和毒素。

Tips

合理摄入各种营养素对于预防和治疗慢性病非常重要。建议根据个人情况制订合理的饮食计划，选择适合自己的食物，可以帮助我们更好地管理自己的饮食健康。

（马晓婷）

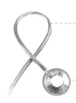 53 血压升高要当心，合理饮食护安康

关键词：高血压　饮食

📖 小故事

小王是一名30岁的企业员工，突然感到头晕目眩来院就诊。急诊科医生为其测量血压，发现血压居然高达155/100毫米汞柱，超出正常范围。小王也向医生说明其实去年的单位体检他就已经查出高血压了，但是没什么症状他就没放在心上了。

小王疑惑地问医生："我这么年轻，怎么可能有高血压？"医生解释道："现代生活节奏快，工作压力大，再加上不良的生活习惯，很容易导致高血压。这不仅是中老年人的问题，年轻人同样要注意。"

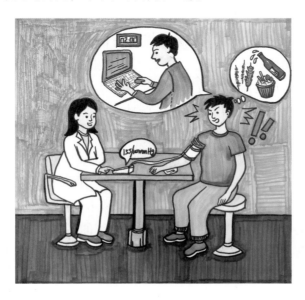

医生在详细了解小王的生活方式后发现，小王经常熬夜工作，饮食不规律，几乎每天都在叫外卖且热衷于高油高盐食物。　◀

高血压危险因素多与不合理膳食相关，包括高钠、低钾膳食、过量饮酒等。与膳食密切相关的超重和肥胖也是高血压患病的重要危险因素。膳食干预是国内外公认的高血压防治措施，对血压改善极为重要。对于高血压患者而言，生活中需要时常关注血压变化，合理饮食，这样才能保障身体健康，避免血压上升带来危害。

❓ 高血压患者饮食推荐

- 谷类和薯类：增加全谷物和薯类食物摄入，粗细搭配。推荐每天摄入谷类食物（大米、小麦、玉米、小米等）200~300克（其中包含全谷物和杂豆类50~150克），薯类（红薯、山药等）50~100克。

- 增加蔬菜水果的摄入：每日新鲜蔬菜摄入不少于300克，深色蔬菜要占到总蔬菜量的一半以上；推荐富钾蔬菜，例如菠菜、芥蓝、莴笋叶、空心菜、苋菜、口蘑等；水果每日摄入200~350克。

- 增加钾、钙、镁的摄入量：钾对于维持血压的平衡起到重要作用，可摄入高钾食物，如香蕉、土豆、瘦肉、鲜菇等。提倡多摄入富含钙的食品，如奶和奶制品，以及富含镁的食品，如各种豆干、鲜豆、蘑菇、豆芽等。

- 限制钠盐的摄入：每人每日食盐摄入量不超过5克，建议使用定量盐勺，减少烹调用盐；减少味精、酱油等含钠盐的调味品用量；少食或不食含钠盐较高的各类加工食品。

- 减少脂肪摄入量，增加优质蛋白的摄入：脂肪摄入量控制在总能量的25%以下；动物性蛋白以禽类、鱼类、牛肉等为主，多食大豆蛋白。

- 限制饮酒：不宜饮酒，饮酒者尽量戒酒。即使少量饮酒也会对健康造成不良影响；不宜饮用含糖饮料，推荐白水，保证摄入充足水分，在温和气候条件下，身体活动水平成年人每天喝水1 500~1 700毫升。

- 克服不良饮食习惯：减少高能量密度食物的摄入，如肥肉、动物油脂、油炸食品、糖；少食豆豉、豆瓣酱、腐乳等；进餐应细嚼慢咽，避免进食过快、暴饮暴食。

Tips

合理控制高血压，以下几点要记牢：

(1) 减钠增钾，饮食清淡。

(2) 合理膳食，科学食养。

(3) 吃动平衡，健康体重。

(4) 戒烟限酒，心理平衡。

(5) 监测血压，自我管理。

（马晓婷）

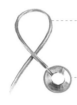

54 冠心病来莫心慌，营养平衡保健康

关键词：冠心病　饮食

📖 小故事

心血管科诊室，一对老夫妻正在因为饮食问题发生争执。丈夫是一名高血压患者。妻子因为害怕病情加重，对老伴的日常饮食控制非常严格。

丈夫："医生，您快帮我劝劝我爱人吧，我都已经天天吃药了，平时在家她说来说去，这不让吃那不让吃，一天到晚，清汤寡水的，真闹心。"

妻子："我这不都是为你好吗？饮食清淡有助于你的身体健康，你怎么就不理解呢？"

医生："其实啊，你俩为了身体健康已经很注意了，但是饮食注意也不是说什么都不能吃，我们要合理、健康饮食。"

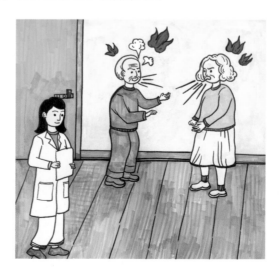

冠心病属于常见的心血管疾病，它的发作与季节变化、情绪波动及体力活动等因素密切相关，其治疗过程十分艰辛，而患者正确的饮食习惯会对病情起到很好的辅助治疗作用。那么冠心病患者在饮食方面应该注意哪些事项？真的要像故事的主人公一样什么也不敢吃吗？其实不是，营养平衡才能保健康，接下来一起看看这份冠心病的饮食指导吧。

？ 冠心病的危险因素有哪些

年龄、吸烟饮酒、高脂饮食、缺乏锻炼、缺乏维生素和矿物质、肥胖等都是导致冠心病发生发展的重要因素。

？ 冠心病的饮食推荐

- 限制脂肪和胆固醇的摄入：以植物脂肪为主。适当吃些瘦肉、家禽、鱼类，如瘦猪肉、牛肉、鸡、鸭、兔、鱼、海参。海鱼的脂肪中含有多不饱和脂肪酸，它能够影响人体脂质代谢，降低血清胆固醇和血清甘油三酯，从而保护心血管，预防冠心病。猪油、椰子油、可可油、棕榈油不推荐。饼干、桃酥等能少则少。适当增加不饱和脂肪酸的摄入（坚果、牛油果、洋葱、大蒜）。
- 提高植物性蛋白的摄入：蛋白质要适量，多吃深海鱼。蛋白质是维持心脏必需的营养物质，但因蛋白质不易消化，能够加快新陈代谢，过多地摄入动物蛋白，反而有可能会增加冠心病的发病率。因此，每日食物中蛋白质的含量以每公斤体重不超过1克为宜，应选用牛奶、酸奶、鱼类和豆制品，对防治冠心病有利。
- 保证充足的膳食纤维：蔬菜每天300~500克，深绿色蔬菜占一半（绿叶菜、西蓝花等）；水果每天200~350克，低糖水果为首选。
- 限制甜食：不喝饮料，不吃甜点，饭菜里也少放糖。每日添加糖不超过25克。
- 保证充足的维生素和矿物质：多吃蔬果、奶类、杂粮、全谷物、鱼贝类、菌菇类。
- 少盐饮食：每日盐摄入小于5克，少喝汤（含盐量高）。
- 戒烟限酒：冠心病患者应当戒烟并减少饮酒量，当合并高脂血症时，应避免饮酒。酒精对人体十分有害，不但损害肝脏等器官，还能产生过多的热能，促进新陈代谢，增加心脏耗氧量，导致心脏负荷过重，诱发心律失常，加重冠心病。

Tips

通过合理的饮食调整可以有效预防冠心病的发生和发展。建议在日常饮食中注意以下几点：

（1）保持均衡的饮食结构。

（2）适量摄入蛋白质、脂类、碳水化合物、矿物质、膳食纤维和维生素。

（3）保持充足的水分摄入。

（4）避免过多摄入高热量、高脂肪和高糖的食物。

（5）定期进行体检和健康检查以便及时发现并治疗慢性疾病。

（马晓婷）

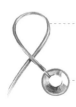

慢病管理关键词索引

（按首字汉语拼音排序）